MÉTHODE

AISÉE

POUR CONSERVER

SA SANTÉ.

MÉTHODE
AISÉE
POUR CONSERVER
SA SANTÉ

jusqu'à une extrême vieillesse,

Fondée fur les Loix de l'œconomie animale, & les Obfervations pratiques des
meilleurs Médecins, tant anciens que
modernes.

Traduite de l'Anglois par M. L. DE PRÉVILLE.*

Sine HIS omnia remedia nihil profunt.

A PARIS,

Chez PRAULT, jeune, Quay des
Auguftins, près la rue Gît-le-Cœur,
à la Lyre d'Or.

M. DCC. LII.

Avec Approbation & Permiffion.

PREFACE.

LA santé est préférable à tout, plaisirs, honneurs, richesses, sans elle tout n'est rien dans la vie; c'est elle qui fait le prix de ses douceurs, & qui nous console dans les adversités : on ne peut donc par trop de moyens chercher ceux de se la conserver, ou de se la procurer. Ce sont ces moyens qui font la matiere de ce Traité. Ceux qui n'y trouveront que des principes dont ils ont été instruits ailleurs, verront du moins avec plaisir la confirmation

de leurs premieres connoiſ-
ſances ; & en les raſſurant
dans l'uſage qu'ils en peuvent faire , ce Traité ne
pourra manquer de leur faire ſentir, combien il eſt important de n'en pas abuſer.
Ceux, au contraire, qui igno-
rent entiérement ſur quels
principes ils doivent ſe con-
duire , y trouveront un détail à leur portée de tout ce
qui peut intéreſſer leur ſanté. On n'y a rien òmis de tout
ce qui peut avoir quelques
influences ſur un tréſor ſi
précieux. C'eſt la ſanté qui
en fait tout l'objet : les différentes maladies dont il y eſt
parlé, n'y ſont traitées que

comme les effets du mauvais usage des choses qu'on employe pour la conserver, & n'y sont détaillées que pour revenir aux moyens de se la procurer.

Tel est le but de cet ouvrage qu'on a tâché de mettre, le plus qu'il a été possible, à la portée de tout le monde, & dans lequel on a rassemblé sur cette matiere les principes des plus grands Maîtres qui aient excellé dans cette connoissance: c'est le fruit d'un long cours d'étude & d'une pratique des mieux réfléchies sur les loix de l'œconomie animale, qui en fait la régle, & dont la

confervation en fait tout
l'objet.

On trouvera à la fin une
Explication de quelques termes d'art qu'on a cru devoir
ajoûter pour faciliter l'intel-
ligence de quelques mots,
qui, dans le cours du Livre,
auroient obligé à des circon-
locutions ennuieuſes pour
ceux qui n'ont pas beſoin de
ce ſecours.

MÉTHODE

TABLE

DES CHAPITRES
Contenus dans ce Volume.

CHAPITRE III.

CHAPITRE IV.

CHAPITRE V.

CHAPITRE VI.

Fin de la Table des Chapitres.

METHODE

MÉTHODE
AISÉE

Pour conserver sa santé jusqu'à une ex-
trême vieillesse.

CHAPITRE I.

Nécessité absolue d'une bonne Massi-
cation.

Observations sur la Nature, les
Qualités & les différents usages
de la Salive.

C'EST avec raison que les Anciens, auxquels nous sommes redevables des plus précieuses, & du plus grand nombre de connoissances que nous ayons sur l'art de guérir,

A

prétendoient que la maſtication,
fonction qui conſiſte à bien mâcher & broyer les alimens entre
les dents avant de les avaler, étoit
d'une néceſſité ſi indiſpenſable
pour conſerver la ſanté, & prolonger les jours ; que tous ceux qui
ne vouloient pas prendre la peine
de s'en acquitter avec ſoin, étoient
des ennemis jurés de leur propre
tranquillité & de leur bonheur.

Cette opinion quelque ridicule
qu'elle puiſſe paroître à ceux qui
n'en connoiſſent pas la conſé-
quence , eſt néanmoins appuyée
des raiſons les plus fortes , & qui
prouvent d'une maniere incon-
teſtable l'importance de cette action pour conſerver la ſanté. En
effet il eſt certain , & nous le ſen-
tons tous , que les alimens bien

mâchés, c'est-à-dire, divisés en
très-petites parties sous les dents,
sont par cette trituration beaucoup
mieux disposés à se changer en
chyle, liqueur douce & balsamique exactement préparée dans les
premiers organes de la digestion,
destinée au soutien, à la nourriture & à la réparation de toutes
les parties du corps. C'est pourquoi si les alimens ne sont bien
mâchés, l'action de l'Estomac sur
ces alimens est si foible & si languissante, qu'elle ne peut vaincre
la cohésion des parties des différentes substances qu'on a avalées;
au lieu que si on les a bien mâchés, si on a eu l'attention de les
bien broyer & triturer, & de les
bien amalgamer ensemble, ils
sont plus aisés à digérer, & de-

viennent plus propres à traverser
les différents organes sécrétoires
& excrétoires. De-là, on reconnoît
évidemment que, non-seulement
une bonne mastication est salutaire, mais qu'elle est encore absolument nécessaire, particulierement aux personnes sédentaires,
& qui ménent une vie oisive, à
ceux qui se livrent entierement à
l'étude, aux Gens de Lettres & à
tous ceux, enfin, qui de façon
ou d'autre, sont privés des avantages d'un exercice convenable. Ce
ne sont pas là les seuls avantages
d'une bonne mastication; elle
sert encore à prévenir la faim;
puisqu'alors les sucs les plus nourrissans sont nécessairement exprimés en plus grande quantité de
chaque partie des alimens bien

mâchés , qu'il n'en peut sortir d'u-
ne même quantité des mêmes alimens avalés sans les mâcher.

Malgré tant & de si grands
avantages , la mastication quelque
bien conditionnée qu'elle soit ; ne
peut pas seule remplir toutes les
indications d'une bonne coction
& d'une parfaite digestion. Ces
opérations ne dépendent pas
moins du concours de la salive &
de l'air qui se mêlent avec nos alimens dans la déglutition.

Quoique la plûpart confondent
ordinairement la salive & les crachats , & se servent indifféremment de ces deux termes l'un pour
l'autre , ces humeurs sont cependant d'une nature bien différente;
en effet , les crachats sont visqueux , ténaces , rendus par l'ex-

A iij

pectoration , ou fortis de la poitrine en touffant , ou par quelque
autre effort naturel pour débaraf-
fer le poulmon ; la falive au contraire eft une liqueur extrêmement fluide , immédiatement fé-
parée du fang , dans la maffe du-
quel elle rentre pour s'en féparer
de nouveau dans la bouche. Après
cette préparation , la falive doit
néceffairement être une liqueur
très-conforme à la nature du corps
humain. On fçait par expérience
que pendant la trituration des alimens fous les dents , la falive fe
mêle intimement avec eux, qu'elle les change en une fubftance
chyleufe , douce , balfamique , &
très-propre à remplir les différentes indications de la vie & de la
nutrition. Il eft d'une néceffité in-

dispensable pour jouir d'une santé parfaite, que toutes les différentes parties qui entrent dans la composition du chyle, du sang, & des autres humeurs, soient intimement mêlées les unes avec les autres dans une proportion convenable, de sorte qu'elles ne puissent passer ou circuler les unes sans les autres dans les vaisseaux pour lesquels elles sont destinées. Car si les parties salines étoient dégagées des parties grasses, leur qualité chaude & corrosive leur feroit détruire les vaisseaux capillaires. Les parties grasses, au contraire, séparées des autres, empêcheroient les liqueurs aqueuses de pénétrer dans leurs conduits; dans ce cas, la lymphe seule & abandonnée à elle-même fuiroit les troncs principaux

des artères & des veines, & passe-
roit dans les vaisseaux capillaires.
On pourroit exposer cette vérité
dans un plus grand jour, mais nous
nous bornerons à la démontrer par
une expérience si simple qu'elle
se présente d'elle-même sous les
sens. Si l'on imbibe d'eau une lan-
guette de drap', & qu'on la trempe ensuite dans de l'huile, elle ne
se chargera d'aucunes parties oléagineuses ; mais si on la savonne
bien, qu'on la fasse ensuite sécher, & qu'alors on la trempe de
nouveau dans l'huile, elle s'en
chargera entiérement. Ce qui
prouve que les parties les plus
grasses de nos alimens, ne pourroient enfiler les petits orifices des
veines lactées, si elles n'étoient
intimement mêlées avec la salive

& les autres humeurs savoneuses, atténuantes & délayantes : d'où l'on peut aisément concevoir, combien des alimens trop gras seroient préjudiciables à une bonne constitution, si, pendant la digestion, ils n'étoient mêlés à d'autres substances capables de les corriger, & de leur ôter leur viscosité.

Tel est le propre de la salive ; le beurre, la graisse & toute autre substance grasse & huileuse bien mâchée & imbue de cette précieuse liqueur, forment ensuite à peu de frais, & sans fatiguer les autres organes de la digestion, un chyle doux, limpide & nourrissant. Enfin un chyle propre à remplir toutes les indications, auxquelles la nature l'a destiné. Ce n'est qu'à cette sage précaution de bien mâ-

cher les alimens, que l'on peut
attribuer la bonne santé, dont
jouiſſent ordinairement les Hol-
landois & les Allemands.

Avec des alimens gras & onctueux, les Médecins les mieux
ſenſés conſeillent de manger du
biſcuit de mer, ou du pain bien
cuit, dont la dureté exige néceſ-
ſairement une longue maſtication.

De ce que nous venons de dire
ſur la ſalive & ſes différents uſa-
ges, on doit conclure qu'une
trop grande évacuation de cette humeur eſt très - nuiſible à
la ſanté, & qu'elle détruit une
des principales cauſes de la faim
& de la digeſtion ; d'ailleurs
le chyle & conſéquemment le
ſang privés d'un baume auſſi
eſſentiel, contractent indiſpenſa-

blement de mauvaises qualités. Les personnes qui se sont habituées à mâcher du mastic , qui procure une salivation abondante, nous en fournissent tous les jourx des exemples. On pourroit tirer les mêmes conséquences de ceux qui ont contracté l'habitude de mâcher & de fumer du tabac , cet usage pernicieux produit non-seulement les mêmes effets ; mais de plus , il altére à un tel point qu'on est obligé de boire à l'excès , ce qui détruit le ressort des fibres de l'estomac , & dérange entiérement l'œconomie animale. Tout le monde convient que la fumée de tabac est contraire aux personnes maigres & hypocondriaques , & qu'elle leur ôte l'appétit & affoiblit la digestion ; mais on pense

au contraire qu'elle peut être salutaire aux personnes phlegmatiques. Dans les premiers temps
que le tabac vint à la mode, &
qu'on introduisit en France le bel
usage des masticatoires préparés
avec la cire & toutes sortes de
drogues odoriférantes & aromatiques, on observa que le nombre des hypocondriaques & des
poulmoniques avoit beaucoup
augmenté. L'auteur de la nature
n'a rien fait en vain; & puisque
les glandes salivaires déchargent si
abondamment dans le temps du
repas seulement, il faut que ce
précieux dépôt soit destiné à la dissolution & à l'assimilation de nos
alimens : nous devons donc ne le
pas prodiguer, mais au contraire
le faire passer dans l'estomac, où

il est si essentiel au bon ordre de toutes les fonctions de l'œconomie animale. Un malade ne se plaint jamais de manquer d'appétit, tant que sa bouche & son estomac sont suffisamment humectés de salive, il n'est en proye à ce facheux symptôme que lorsqu'elle vient à lui manquer ; enfin on observe que lorsqu'on rejette le matin une trop grande quantité de salive, on se trouve peu d'appétit pour dîner ; & qu'au contraire lorsqu'on l'avale , on dîne de fort bon appétit.

Je conviens qu'il est des maladies dans lesquelles il est à propos de décharger les glandes salivaires, mais alors, l'humeur qu'on évacue, n'est pas une salive bien conditionnée. Lorsque, par exem-

ple, on se sert du mercure pour
procurer la salivation dans les maladies vénériennes, toute la masse
du sang est en fonte, & se décharge par les glandes salivaires d'une
humeur putride & entiérement
corrompue, qui est même un
poison, comme on l'a souvent observé sur les chiens & autres animaux. Dans les affections cachectiques encore, les masticatoires
peuvent être salutaires, non pas
cependant en augmentant l'évacuation de la salive, mais parce
qu'ils déchargent le sang par les
voies de la salivation des parties
trop aqueuses & surabondantes,
dans lesquelles il est noyé. Une salivation critique procurée à propos & bien ménagée dans la petite vérole, opére quelquefois

seule, la guérison du malade.

Les différentes analyses qu'on a faites de la salive, nous prouvent que c'est une liqueur savoneuse, très - active, & conséquemment douée de qualités atténuantes, résolutives, pénétrantes & détersives. Lorsqu'on a long temps souffert la faim, elle est âcre & très - abondante. Elle fermente avec le suc exprimé des vétégaux & les dispose conséquemment à fournir des esprits inflammables. On a aussi observé que dans la mastication, le *Mucus* se mêle avec les alimens : ce *Mucus* est une humeur bien différente de la salive. La grande quantité d'air qu'il contient, le rend propre à la dissolution des alimens.

Pour ne rien òmettre de ce qui peut contribuer à la digeſtion, il ſemble à propos d'expoſer l'action de la membrane veloutée de l'eſtomac ſur les alimens, à laquelle ſeule les anciens attribuoient immédiatement le mécaniſme de cette fonction. L'ouverture des cadavres, dans l'eſtomac deſquels on a trouvé des morçeaux de Métail très-polis après y avoir fait un long ſéjour, ne permet pas de douter de l'efficacité de ſon action. Et ſi elle a tant de force ſur les métaux, on peut bien lui en ſuppoſer une beaucoup plus grande ſur des alimens mâchés, & extrêmement diviſés avant de paſſer dans l'eſtomac, où ils ſont encore expoſés à la macération des différents ſucs qu'il contient. On

pourroit

pourroit comparer ce mécanisme
à la préparation d'une émulsion,
dans laquelle on broye, & on divise d'abord exactement dans un
mortier de marbre toutes les parties huileuses des différens ingrédiens, dont on se propose de la
faire, qu'on délaye ensuite par degrés dans une liqueur convenable,
& dont on forme enfin une liqueur laiteuse, douce & chargée,
semblable à notre chyle.

Quelques-uns pensent que dans
tous les animaux qui sont sur la
terre, la chaleur naturelle contribue beaucoup à la dissolution des
alimens Quoi·qu'il en soit, nous
ne déterminerons rien sur ce sujet, d'autant plus que sans ce secours les poissons digèrent vîte &
fort bien. Nous avons démontré

B

que la salive est un grand dissolvant , & qu'il s'en trouve beaucoup dans l'estomac , parce qu'on
en avale continuellement , ne fus-
se que pendant le sommeil ;
d'ailleurs il s'en fait , pendant
qu'on mange , une si grande évacuation dans la bouche, que si l'on
mange une livre d'alimens , on
avalle avec eux au moins une livre , & peut-être même une plus
grande quantité de salive. Le suc
gastrique bien conditionné , est si
peu acide qu'on a vû des personnes avaller des perles , & les rendre sans en être aucunement attaquées. L'acidité que contracte
le suc gastrique après une longue
abstinence , & la sensation vive de
la membrane veloutée de l'estomac , paroissent être les causes les

plus immédiates de la faim. Ceux
qui, par un usage habituel & outré de liqueurs spiritueuses, ont
affoibli ou détruit quelques-unes
des parties solides de leur estomac,
ne peuvent jamais recouvrer un
bon appétit, ni espérer une loua-
ble digestion ; puisque la membrane veloutée ne se peut pas rétablir, lorsqu'elle a été une fois dé-
truite : c'est pour cette raison que
les *Buveurs de profession*, particulierement les Buveurs d'eau-de-
vie, sont exténués & ressemblent
à des Etiques. Si le suc gastrique
vient à contracter quelque acrimonie saline, il se peut dépraver
au point de causer à l'homme les
mêmes appétits que ceux des autres animaux, & lui exciter un
penchant invincible à manger des

choses extraordinaires , dont il pourra user alors sans s'en trouver aucunement indisposé.

La dépravation de ce même suc peut encore occasionner un appétit déréglé , quoique d'aliments ordinaires qu'on a vû dévorer à certaines gens avec tant d'avidité & en si grande quantité, qu'ils étoient enfin obligés de les rejetter comme des chiens ; pourquoi les Médecins ont donné à cette espéce de faim le nom de *Faim canine* ? Dans le premier cas, il paroît manifestement que les organes du goût sont affectés. Pour remédier à l'un & à l'autre , il faut employer un régime capable de vaincre l'acrimonie prédominante , soit qu'elle soit alcaline , acide ou saline.

La faim & la soif indiquent les différents états de la salive & du suc gastrique. L'un dénote une espéce d'acrimonie qui est ordinairement alcaline ou saline : l'autre peut venir d'une espéce de paralysie des nerfs de l'estomac, de la dépravation des sucs qu'il contient, ou de quelques restes de matiere visqueuse, grasse ou huileuse, dont il est surchargé. Lorsque l'estomac est trop plein, il est géné dans ses fonctions, & par un mécanisme des plus curieux, ses deux orifices sont si bien bouchés qu'ils ne permettent l'entrée, ni la sortie d'aucune matiere quelconque. Ce cas demande le relâchement, & on ne le peut mieux procurer, ni plus promptement que par un usage convenable de

quelque liqueur délayante, telle
que l'eau chaude. Cet ordre ad-
mirable de l'œconomie animale,
prouve que l'homme n'a point été
créé pour fe livrer à la gourmandife, pour écouter fa fenfualité,
ni pour s'abandonner à aucun excès. Les rots qui nous rapportent
le goût de ce que l'on vient de
manger, les rapports acides, nidoreux, fétides, & d'un goût femblable à celui des œufs pourris; le
gonflement, un certain fentiment
de plénitude, les foibleffes, les
hoquets, le vomiffement, un certain feu qui fe répand fur le vifage,
& entr'autres une langue chargée
& mal propre, font autant de
fymptômes, qui peu de temps
après le repas, nous annoncent
que les différentes fonctions de

l'eſtomac ſont embarraſſées ou
léſées, & reprochent l'excès qu'on
vient de faire. Quel que ſoit l'état
de la langue, tel eſt préciſément
celui de la membrane interne de
l'eſtomac. Quoi qu'il en ſoit, il
faut ſur-tout obſerver que les différents dérangemens qui provien-
nent de l'acrimonie des humeurs
contenues dans l'eſtomac, ou de
tout autre fluide du corps humain,
demandent à être traités par un
régime entiérement oppoſé à la
nature & aux qualités de chacune
de ces humeurs. Si donc elles
ſont acides & acres, il les faut
combattre par l'uſage de quelques
alimens d'une qualité toute oppo-
ſée, tels que les œufs, la viande,
le poiſſon, & faire en même
temps boire de bonnes liqueurs

aqueuses , grasses & huileuses ,
telles que les vins de Canarie ,
d'Espagne , l'hydromel,&c.Il faut
aussi recommander une grande
tranquillité & beaucoup de gayeté , & faire prendre quelques ab-
sorbants , tels que les yeux & les
pattes d'écrevisses , les coraux,
&c. Les terres grasses , telles que
le *bol d'Armenie, la terre du Japon,*
produisent aussi quelquefois de
très-bons effets. D'habiles Médecins ont encore employé fort
heureusement dans quelques circonstances , la limaille d'acier
rouillée, réduite en poudre impal-
pable & passée au porphyre , les
sels alcalis volatils , les mêmes
sels fixes & lixiviels, les remédes
émoliens & huileux, pour émousser & adoucir la trop grande acrimonie

monie de ces humeurs : les dé-
layants doux & aqueux rempliffent
auffi fort bien cette indication.

Lorfqu'au contraire ces humeurs
péchent par un excès d'acrimonie
alcaline , il faut recourir à une
méthode toute oppofée ; on doit
recommander un régime de lait ,
de petit-lait , de quelques fubftances farineufes , acides & de fruit :
faire ufer de quelque liqueur acide , & faire prendre quelque chofe capable d'animer & d'accélérer la circulation du fang , telles
que le petit lait un peu aigri , le
lait de beurre , le lait caillé , l'o-
zeille , lés berberis , les grofeilles ,
le fuc de limon , d'oranges , le vin
du Rhin , le vinaigre , la créme
de tartre , le tartre de vitriol , l'efprit de nitre , de fel , de fouffre ,

C

de vitriol qui , comme le prouvent différentes expériences chy-
miques , détruifent l'acrimonie des
particules alcalines des fluides du
corps humain , en s'infinuant dans
leurs pores.

Enfin , lorfque ces humeurs péchent par une trop grande acrimonie faline , il faut prefcrire un
régime dépourvû de tous fels ,
faire boire quelques liqueurs légérement acides , & prefcrire quelques médicamens émolliens &
délayans. Rien n'eft plus falutaire contre cette efpéce d'acrimonie faline & les affections fcorbu-
tiques qu'elle peut occafionner ,
que les acides , tels que la crême
de tartre,le tartre de vitriol,l'efprit
de nitre , le fuc d'oranges & de
limons. Lorfqu'on ne peut diftin-

guer particuliérement qu'elle eft
cette efpéce d'acrimonie , le reméde le plus fûr eft de laver co-
pieufement , de faire boire beaucoup d'eau chaude , de petit-lait
ou de tifanne ; puifqu'il n'y a aucune efpéce d'acrimonie , quelconque , qui ne céde aux vertus
de l'eau.

CHAPITRE II.

Des différentes fortes d'alimens.
Des différentes fauffes & des
ingrédiens qu'on y employe. Des
différentes manieres de les prépa-
rer, & des grands avantages de
la fobriété.

IL n'y a perfonne, je ne dis pas
feulement d'entre les Médecins, mais encore d'entre les gens

les plus grossiers qui ne conviennent que rien n'influe davantage sur la santé que les alimens, soit liquides ou fluides. Dans les premiers siécles, ces heureux temps où la vertu, l'innocence & la sobriété faisoient le plus bel appanage & la plus noble émulation de l'homme, il ne se nourrissoit que d'alimens simples & sans aprêt, l'eau pure & quelques fruits, tels qu'il les recevoit des mains libérales de la nature, en faisoient tous les frais. Mais dans les siécles moins reculés, à mesure que la sensualité s'est élevée sur les ruines de la tempérance, cette simplicité naturelle s'est éclipsée, & on a fouillé toute la nature, si j'ose le dire, pour découvrir dans le régne animal quelque diversité capable

de flatter la délicatesse du riche &
de l'opulent.

A bien considérer les mœurs de
ce siécle, il paroît impossible de
pouvoir corriger cet abus. Le seul
expédient qu'on se puisse proposer pour le bien de la société,
est d'indiquer, d'entre les alimens
les plus en usage, ceux qui sont les
plus salutaires, & ceux qui peuvent nuire ou préjudicier à notre
tempérament. Pour y procéder
avec plus de méthode & de préci-
sion, nous rangerons d'abord les
alimens sous différentes classes, &
nous examinerons suivant cet ordre les différens effets de chaque
classe sur le corps humain. Se-
condement, nous examinerons sé-
parément les qualités particuliéres
à chaque espéce d'aliment, soit
C iij

que notre climat nous les four-
nisse, ou qu'on nous les apporte des
pays étrangers. Troisiémement,
nous exposerons la nature, les
qualités & les différens effets des
liqueurs les plus en usage en Europe. Quatriémement nous indi-
querons la maniere de préparer
les alimens chacun dans son espéce. Cinquiémement, nous pres-
crirons les différens ingrédiens,
dont on se sert ordinairement dans
les assaisonnemens, soit pour rendre les mets plus délicats, ou plus
efficaces pour la santé ; & nous finirons ce chapitre par les avantages de la sobriété.

Les alimens sont donc , 1°.
acides : 2°. alcalins : 3°. âcres &
aromatiques : 4°. visqueux & gélatineux : 5°. aqueux : 6°. huileux

& gras : 7°. salins : 8°. ou spiritueux.

Les alimens acides , ou qui
peuvent dégénérer en acide , tels
que les fruits d'automne , le vinaigre , le lait & le pain , pris par excès , augmentent l'appétit , fondent le sang , diminuent l'action
des fluides sur les vaisseaux , altérent la chaleur naturelle , & affoiblissent la force du cœur & des artères. De plus , les fruits d'automn-
ne fondent les humeurs , & occasionnent souvent des diarrhées ,
des fiévres & des flux.

Les alimens alcalins ou alcalescens , tels que les choux , les oignons , les poireaux , l'ail , les asperges & toute sorte de substance
tirée du régne animal , chair ou
poisson , pris sans mesure , alcali-

sent les fluides , & peuvent conséquemment occasionner des fiévres
ardentes , inflammatoires ou putrides , selon les différentes circonstances qui peuvent y concou-
rir.

Les alimens âcres & aromatiques , ou surchargés d'épices , tels
que le poivre , la muscade , le
gerofle , le gingembre , la moutarde , le cresson , le thim , la sariette & l'ail , irritent les solides ,
précipitent le mouvement des fluides , augmentent la transpiration
insensible , empêchent la nutrition , & font par ce moyen tomber
dans l'amaigrissement & l'exténua-
tion ; ils consument aussi l'humidité naturelle des fibres , épuisent
les humeurs , & occasionnent la
fiévre.

Les alimens visqueux & gélatineux sont ceux qui diffous dans
l'eau, forment une espéce de pâte
ou de substance ténace ; tels sont
les pois, le ris, l'avoine, le froment, la plûpart des poissons, le
veau, les pieds de mouton & la
corne de cerf. Lorsqu'on en fait
un trop long usage, ils épaississent
les humeurs, les rendent visqueuses, gluantes, gélatineuses, & causent par ce moyen des obstructions
dans les vaisseaux capillaires, diminuent les excrétions naturelles,
dont la suppression est une source
de maladies, pour ainsi dire, intarissable.

Les alimens aqueux, tels que
l'eau & le thé de quelqu'espéce
qu'il soit, quelques salutaires &
benins qu'ils puissent paroître ; si

l'on en fait un usage trop long ou démesuré, dissolvent les fluides & les attenuent trop, relâchent les fibres des vaisseaux, altérent leur ressort, affoiblissent le genre nérveux, & occasionnent toutes les maladies que peuvent produire de pareilles causes; telles que la paralysie, le tremblement & une infinité d'autres, qui procédent du même principe.

Les alimens huileux ou gras, tels que le beurre, l'huile, les viandes grasses, les semences & pepins de noix, chargés de principes huileux pris en trop grande quantité, font perdre l'appétit, affoiblissent la qualité dissolvante du suc gastrique, & empêchent la digestion; de-là viennent les obstructions qui se forment dans les

petits vaiſſeaux, les vomiſſemens,
les inflammations & autres maladies, tant de l'eſtomac, que des
autres parties du corps.

Les alimens ſalins, tels que
le bœuf & le cochon ſalés, le
jambon, les langues, les harangs
marinés, mangés en trop grande
quantité, altérent & produiſent
une acrimonie ſaline dans les fluides qui empêche le ſuccès de la
nutrition, corrode les ſolides &
occaſionne des affections ſcorbuti-
ques. Ceux qui par état ou par beſoin, ſont bornés au ſeul uſage de
ces ſortes d'alimens, ne doivent
boire que de l'eau pour délayer les
particules ſalines, les noyer & tâcher enfin de les précipiter, &
de les évacuer par les différens
émonctoires.

On peut aussi regarder les liqueurs spiritueuses , comme une
espéce d'aliment , puisqu'elles réparent les pertes du sang & du fluide nerveux; toutes les liqueurs, soit
vin, cidre, bierre, eau-de-vie ou autres eaux spiritueuses contiennent
quantité de principes sulphureux ,
volatils & huileux , & doivent conséquemment détruire l'appétit , &
empêcher la digestion , puisqu'elles diminuent la sécrétion de l'humeur qui éguise le sentiment de
faim , & excite la digestion & la
dissolution des alimens.

Il faut cependant observer que ,
quoique chacune de ces différentes classes d'alimens mal employées , puisse produire des effets
préjudiciables & même contraires
à la santé; elles en opérent au con-

traire de très-salutaires dans certaines occasions , puisque leurs
mauvais effets ne viennent que de
l'excès ou du trop long usage
qu'on en a fait. Les acides , par
exemple , pris avec précaution &
en petite quantité , atténuent &
divisent les fluides , modérent la
chaleur naturelle , & préviennent
l'alcalescence ou l'excès des humeurs alcalines. Les alcalins au
contraire , pris avec la même précaution , préviennent l'acidité
morbifique des sucs contenus dans
l'estomac , & maintiennent par
conséquent en bon état toutes les
fonctions de ce viscére. Un usage
modéré d'aromatiques ou d'alimens de haut-goût, loin d'être
contraire à la nature , entretient
la transpiration insensible , & pré-

vient la langueur des fonctions vitales , naturelles & animales. Les
alimens visqueux , gluans & gélatineux , de même , sont utiles
en certaines occasions pour réparer , & fournir à la dissipation des
fluides & des solides , entretenir la
flexibilité des fibres , & adoucir
l'acrimonie des humeurs. Un usage
mesuré d'alimens aqueux délaye
les fluides , aide la nutrition, & facilite les différentes sécrétions. Les
alimens gras & huileux pris à propos , préviennent la trop grande
rigidité de fibres , & maintiennent
conséquemment un juste équilibre dans le ressort des solides & le
mouvement des fluides. Les alimens salins pris en temps & lieu ,
incisent & atténuent les viscosités,
détergent les fibres , & aiguillon-

nent doucement les solides. Enfin
les liqueurs spiritueuses, toutes
pernicieuses qu'elles puissent être,
prises à propos, fortifient le ressort des solides, & aident la circulation des fluides. Mais il faut
avoir non-seulement beaucoup de
jugement & de pénétration ; mais
encore un vrai fond de connoissance & de discernement en Médecine, pour distinguer les différens cas particuliers, où il est à
propos d'employer l'un, & de rejetter l'autre.

Pour mettre le Lecteur plus à
portée de ne rien hazarder, & de
bien raisonner en cas de nécessité, nous allons déduire de ce que
nous avons dit sur chaque classe
d'alimens, quelques régles de pratique sur lesquelles il se puisse ré-

pondre de leur efficacité, & y recourir sûrement au besoin.

Les enfans, par exemple, dont les sucs de l'estomac, ou quelques-unes de leurs humeurs sont affectés de quelqu'acidité, ne doivent vivre en plus grande partie, que de bouillons, de viande ou de quelqu'autre substance alcalescente. Les adultes, dont les humeurs ont quelques dispositions à devenir acides, ou sont déja surchargées d'une trop grande acrimonie, ne doivent non plus, vivre que d'alimens alcalescens. Les personnes maigres & exténuées, ou dont le sang est trop dissous & appauvri, doivent choisir des alimens visqueux & gélatineux. Celles dont les fibres sont trop tendues, doivent faire usage de quelque

que liqueur huileuse & aqueuse,
jusqu'à ce qu'ils ayent remis les
solides dans un juste équilibre.
Celles, au contraire, dont les fibres sont trop relâchées, & dont le
genre nerveux est affoibli, doivent
user sobrement de quelques alimens aromatiques & gélatineux,
& boire de temps à autre quelques petits coups de liqueurs spiritueuses. Ceux qui sont sujets aux
fiévres, ou à quelque épaississement contre nature des fluides, ne
doivent vivre que d'alimens acides ou acessibles avec quelques
boissons aqueuses. Ceux dont les
humeurs sont affectées de quelqu'acrimonie saline ou de quelques attaques scorbutiques, doivent boire copieusement de quelques liqueurs aqueuses & délayan-

tes qui font les meilleurs remédes
qu'on puiffe tenter, pour bien détruire la caufe de ces fortes de
maladies. Il faut, fur-tout, obferver avec attention que, tel qu'ait
été le tempérament dans fon origine, les affections morbifiques &
contre-nature des humeurs & toutes les maladies qu'elles occafionnent, ne viennent que du trop
long ufage de quelqu'une des efpéces ou claffes d'alimens dont
nous venons de parler. Une acrimonie faline des humeurs, par
exemple, ne peut venir que du
trop long ufage d'alimens falés.
Voilà, felon l'opinion des Médecins les mieux fenfés & les plus
profonds dans les connoiffances
de leur art, pourquoi le fcorbut eft
fi fréquent, & fait tant de ravages

dans les païs Septentrionnaux. On voit par la même raifon que l'al-calefcence des humeurs & les fié-vres de toute efpéce, ne peuvent venir que de l'excès ou d'un trop long ufage d'alimens alcalins. On peut appliquer cette obfervation féparément à toutes les différen-tes claffes d'alimens. C'eft une maxime également fondée fur les principes de la raifon, & fur ceux de la Médecine, que telle eft la nature des alimens dont on fait un long ufage, telle eft celle des fluides du corps humain.

Paffons maintenant à notre fe-conde divifion, & examinons fé-parément les qualités particulieres de chaque efpéce d'alimens, foit qu'ils croiffent fous notre climat, ou qu'on nous les fourniffe des

pays étrangers. Une recherche de
cette nature seroit aussi ennuieuse
qu'inutile, si nous entreprenions
de détailler toutes les différentes
substances que la fantaisie, le caprice, & la bizarrerie ont fait con-
fondre avec les alimens; c'est pourquoi nous nous bornerons à ceux
qui sont le plus en usage, & nous
commencerons par

L'Orge.

Ce grain est si connu, qu'il seroit ridicule d'en donner la description. Il est détersif, rafraichissant, émollient & très-nourrissant.
Il est fort en usage & très-salutaire en décoction contre toutes sortes de fiévres & de maladies im-
flammatoires, parce qu'il défaltére

& adoucit l'acrimonie des humeurs. On en prépare des bouillons très-recommandables dans les maladies aigues. On en fait du pain qui est beaucoup plus rafraichissant, que celui de froment, & qu'on prescrit pour ce sujet aux personnes replettes, afin de les dégager en détergeant les passages sécrétoires, & en diminuant la trop grande plénitude des humeurs.

Le Ris.

Ce grain n'est pas moins connu que le précédent. On en fait tant de cas en certains pays, qu'il fait toute la nourriture de ceux qui les habitent. Tout le monde connoît ses effets salutaires, & la vertu qu'il a de nourrir, de fortifier & de

resserrer ; c'est pourquoi l'on s'en
sert , & toujours avec succès dans
les lienteries , les flux & les phti-
sies.

Le Froment & le Seigle.

De tous les grains que nous
avons en France , il n'y en a point
de plus estimés que le froment,
On en fait du pain , dont le goût
est meilleur & beaucoup plus nourrissant , que celui de tout autre
grain. On ne l'employe guére
qu'à cet usage, & rarement en Mé-
décine. Il est cependant anodin &
émollient, si l'on en fait une bouillie avec le lait ; du son qu'on en tire , on remplit des sachets qu'on
applique chaudement, quelquefois
avec assez de succès , sur les douleurs de côté.

Le seigle n'est pas à beaucoup près, si nourriſſant que le froment, & il donne souvent des tranchées à ceux qui n'y ſont pas accoutumés. On fait avec ſa farine de très-bons cataplaſmes, pour appliquer ſur des tumeurs & des inflammations.

Le Pain.

De tous les alimens tirés des végétaux, il n'y en a point de plus nourriſſant que le pain ; & il l'eſt plus ou moins ſelon la qualité du grain dont il eſt fait, la façon dont il eſt préparé , & le temps qu'il y a qu'il eſt cuit. Il n'y en a point de meilleur que celui qui eſt fait de pure farine de froment bien mondée de ſon , il eſt cependant difficile à digérer , & conſtipe aſſez

ordinairement ; mais il devient
plus rafraichiſſant , lorſqu'on y
mêle du ſeigle ou de l'orge. Et
comme la digeſtion n'eſt rien autre choſe que la diviſion des alimens en parties aſſez petites, pour
pouvoir aiſément enfiler , & tra-
verſer les veines lactées ; plus la
pâte a fermenté , plus le pain eſt
aiſé à digérer : puiſque la fermentation ne conſiſte que dans la diviſion des parties des ſuſtances qui
fermentent , & qu'elle détruit par
ſon mouvement leur cohéſion au
point de les rendre moins viſqueuſes , & conſéquemment plus
propres à ſe changer en chyle dans
l'eſtomac. Le pain frais eſt plus
difficile à digérer , que le pain raſ-
ſis d'un jour , parce qu'il eſt plus
viſqueux ; c'eſt pour cette raiſon ,
qu'un

qu'un estomac foible supporte plus aisément une panade, que de la bouillie.

L'Avoine.

Ce grain est naturellement chaud & sec. On en prépare le gruau qui est un aliment très-détersif & si convenable en toute sorte de temps, qu'on soit malade ou en bonne santé, qu'il n'y a presque pas de maladies, dans lesquelles on ne puisse donner impunément un coulis de gruau. L'avoine frite, mise dans un sachet & appliquée chaudement sur le côté, soulage les douleurs dans la pleurisie. On fait aussi, de sa farine & avec du sain-doux, une bouillie pour dissiper les humeurs.

E

Les Pois & les Fèves.

L'un & l'autre sont assez sains, & peuvent flatter le goût, lorsqu'ils sont encore tendres ; ils altèrent cependant & donnent des vents. Ils adoucissent le sang, & corrigent l'acrimonie du virus scorbutique. Ils peuvent également tempérer toute sorte d'acrimonie, parce qu'ils contiennent beaucoup de principes huileux.

Les Haricots.

On mange ordinairement ce légume en été, lorsqu'il est encore tendre. C'est un assez bon aliment, mais qui donne des vents comme les autres pois. On les employe en farine dans le flux de sang, & on en fait des cataplasmes pour appliquer extérieurement sur les humeurs & inflammations. Les féves ont aussi les mêmes qualités.

Le Miel.

Le plus blanc & le plus dur passe ordinairement pour le meilleur : on estime cependant mieux en Chymie & en Pharmacie, celui qui est d'un jaune brun & coulant, parce qu'il est plus spiritueux. Il a quantité de bonnes qualités; il incise, déterge, & est conséquemment très-salutaire contre toute sorte d'obstructions causées par la viscosité ou l'épaississement des humeurs. Il n'y a point de reméde plus efficace pour faciliter une prompte expectoration, lorsque la poitrine est embarrassée; il opére avec le même succès, lorsqu'on se trouve, le matin, chargé de pituites épaisses. Enfin il est très-salutaire aux personnes d'un tempérament froid, soit qu'on le mange le soir en tartines, ou qu'on le délaye dans quelque liqueur chaude. Les Chirurgiens en font aussi des lotions, pour bassiner & déterger les ulcéres.

Le Lait.

Cette substance nourrit & rafraichit, sans beaucoup de frais pour la digérer, parce qu'elle y a déja été préparée dans le trajet qu'elle a fait au travers des poulmons de l'animal qui l'a fournie. C'est un mélange des sucs nourriciers de cet animal, & des sucs exprimés & digérés des plantes &

des herbes dont il se nourrit , ce qui le rend propre à corriger la trop grande acidité de nos fluides , à modérer le mouvement trop précipité du sang , & très-salutaire aux pulmoniques. Lorsque le lait de vache resserre trop , on le peut corriger avec un peu de miel, ou , si c'est pour quelque pulmonique, y substituer le lait d'ânesse qui est plus léger & moins sujet à se cailler. Le lait de femme seroit encore préférable à tout autre dans cette maladie , pourvû qu'elle se portât bien , & qu'elle observât un régime convenable & rasrîchissant.

Le Beurre & l'huile d'Olive.

L'un & l'autre relâchent les solides , volatilisent les fluides , &

font très-falutaires aux tempéramens fecs & refferrés , mais préjudiciables aux perfonnes réplettes
& d'un tempérament humide. Ils
rafraîchiffent , chaffent le poifon,
calment les douleurs, & appaifent
les inflammations ; pris avec excès , ils affoibliffent l'eftomac ,
caufent des naufées & des vomif-
femens , & pourroient engorger &
faire obftruer les glandes ; ce qui
occafionneroit différentes fortes
d'affections cutanées. On obferve
que les enfans qui mangent beaucoup de beurre , font foibles, ont
le ventre gros, & font fujets aux
ruptures & à la vermine. Mais tous
ces inconvéniens difparoiffent auffi-tôt qu'ils ceffent d'en faire ufage. On attribue les bons effets du
beurre aux principes huileux &

balsamiques qu'il contient. L'huile d'olive a les mêmes propriétés, & lui est substituée dans les païs, où elle est commune.

Le lait de Beurre.

Ce n'est autre chose qu'une es-péce de *serum* ou de sérosité, qui reste après que le beurre est fait. Il humecte & rafraîchit, produit de bons effets, lorsqu'on est enroué, & est très-salutaire dans la pulmonie, les fiévres hectiques, & à ceux qui ont quelques ulcères aux reins, ou quelques affections scorbutiques sèches. On le laisse vieillir jusqu'à ce qu'il aigrisse, lorsqu'on le veut faire prendre à quelqu'un qui sue trop; mais il nourrit davantage, lorsqu'on le prend doux & frais.

Le Fromage.

C'est un aliment qui nourrit affez, il aide même la digeftion,
lorfqu'il eft vieux ; mais s'il eft
trop nouveau, il charge l'eftomac.
Il participe un peu de la nature du
beurre , & pourroit occafionner
des obftructions, mais cependant
pas fi fréquemment ; parce que
l'acidité que lui communique la
prefure, lui donne un petit goût
d'amertume, qui le rend plus aifé
à digérer : & celui dans lequel on
en a mis davantage, paffe pour le
plus fain. Il faut en prefcrire l'u-
fage, fur-tout dans les maladies
qui viennent, ou font entretenues
par la vifcofité du fang, telles que
l'afthme, la pleuréfie & autres maladies de poitrine.

Le petit-Lait

Cette substance n'est autre chose que la sérosité du lait, séparée de sa partie caséeuse & butireuse, à laquelle on a donné le nom de petit-lait. Elle devient, par cette séparation, très-légere, & conséquemment plus propre à traverser les différents couloirs du corps humain. Lorsqu'on en boit copieusement, il lave & déterge les intestins, & particuliérement les reins qui, pour l'ordinaire, l'absorbent entiérement. Il rafraîchit & adoucit beaucoup le sang, & est un puissant reméde contre la galle, lorsqu'on y a fait infuser l'aigremoine ou la fume-terre; c'est de toutes les boissons, celle qui délaye & relâche le mieux, & en

même temps la plus propre à dif-
foudre , & entrainer les fels.

Les Oeufs.

Tout le monde convient des
propriétés qu'ils ont d'échauffer &
de nourrir ; ils ne paffent cependant pas trop aifément , lorfqu'ils
ont été cuits durs : mais on y peut
remédier en les affaifonnant avec
du poivre & du vinaigre qui , par
leur vertu aftringente , aiguillonnent les fibres de l'eftomac , ani-
ment leur mouvement, & hâtent
la digeftion.

Si fumas ovum molle fit atque novum ;
Singula poft ova pocula fume nova.
Sch. Sal.

Les Navets.

Cette racine rafraîchit & déterge, mais elle donne des vents, elle

est très-saine, fort nourrissante, aisée à digérer, ce qui la rend très-salutaire aux personnes d'un tempérament foible. On la fait bouillir pour en exprimer un suc, qui est d'un très-bon usage dans les fiévres hectiques & les obstructions, pour adoucir les humeurs de la poitrine, provoquer les urines & dissiper l'enrouement. On les coupe aussi par tranches, & on les fait cuire au four dans un pot avec du sucre candy, couches sur couches, pour en faire un sirop qui est un très-bon reméde contre la toux, dans la pulmonie & autres maladies de poitrine. Enfin on le peut employer comme diurétique, parce qu'il déterge beaucoup les urétères.

Les Pommes de Terre.

Cette racine contient une chair gluante & gélatineuse, assez propre aux personnes maigres & d'un tempérament chaud. Elle gonfle cependant ceux qui ont l'estomac foible, cause des vents, & est très-pernicieuse aux personnes d'un tempérament froid, également qu'à ceux qui sont sujets à la pituite ; au reste elle provoque les urines, excite les mois aux femmes, & dissipe les vapeurs.

Les Choux.

Tout le monde connoît ce légume, & convient qu'il nourrit, relâche & rafraîchit. Les anciens lui attribuoient des vertus admirables, le suc de chou rouge cuit au four avec du miel , est fort recommandé dans l'asthme. On substitue quelquefois les feuilles de chou aux emplâtres ordinaires pour panser les vésicatoires , lorsqu'on en a coupé les vessies. On s'en sert aussi pour rafraîchir, & calmer les inflammations qui surviennent aux ulcères.

Les Panais & les Carrotes.

Les panais conviennent aux personnes sujettes aux coliques phlégmatiques ; elles corrigent l'acrimonie du sang , *appetitumque veneris stimulant.* (*) Les carrotes nourrissent , & conviennent dans les affections des nerfs.

(*) *Confortat coitum non est ad menstrua muta.* Sch. Sal.

Les Pommes.

Ce fruit est multiplié sous plusieurs espéces qui ne sont pas également bonnes. Les meilleures &
les plus saines, sont celles qui sont
acides ou aigrelettes, parce qu'elles entretiennent l'élasticité des
fibres. Quelques-uns les font bouillir avec du lait pour les pulmoniques : on peut encore les faire cuire dans du lait & de l'eau, & en
faire en suite un julep, assez recommandé dans les petites véro-
les. Enfin elles sont pectorales ,
facilitent l'expectoration , lachent
le ventre, & sont cordiales & rafraîchissantes.

Les Prunes & les Pruneaux.

Les prunes humectent , adoucissent , rafraîchissent , désaltérent

& excitent l'appétit ; il y en a de douces & de fures : les premieres rafraîchiffent , les autres confti- pent. Les pruneaux défaltérent, & adouciffent l'acrimonie de la bile.

Les Poires.

Les efpéces de ce fruit ne font pas moins multipliées que celles des pommes , fi même elles ne le font davantage. Elles ont en géné- néral à peu près les mêmes quali- tés ; quelques-unes cependant ont le goût plus délicat & femblent plus cordiales. En général , elles chargent l'eftomac, en dépravent les fucs, & caufent des indigef- tions ; ceux qui font fujets aux co- liques , doivent fur-tout s'abftenir d'en manger ; & on ne les doit jamais manger , qu'après quel- qu'autre chofe.

. . . . Sine vino sunt pyra virus,
Si pyra sunt virus, sit maledicta pyrus
Dum coquis, antidotum pyra sunt, sed cruda
  venenum,
Cruda gravant stomacum, relevant sed cocta
  gravatum :
Post pyra da potum, post pomum vade caca-
  tum.

Sch Sal.

Les Pêches.

Ce fruit est succulent, vineux, rafraichissant, pectoral & plus nourrissant que l'abricot. Il dissipe les mauvaises vapeurs qui s'exhalent d'un estomac farci de matieres corrompues, lorsque le temps est chaud, il convient aux jeunes gens d'un tempérament sanguin ; mais il est en tout temps pernicieux aux vieillards & aux personnes d'un tempérament phlégmatique. Elles sont sujettes à se corrompre dans l'estomac, & à occasionner des indigestions ; pour prévenir

venir ces accidents, il est bon de les laisser un peu macérer dans le vin avec du sucre.

Les *Abricots*.

Ce fruit est assez nourrissant ; lorsqu'il n'est point trop mûr, il fortifie l'estomac, excite l'appétit, provoque les urines, & fait cracher : ses pepins mis à macérer dans de l'eau-de-vie, font une liqueur très-cordiale.

Les *Cerises*.

Il y en a de rouges & de noires, celles-ci lâchent le ventre & font bonnes dans les maladies de la tête & des nerfs, telles que l'épilépsie, la paralysie, &c. Les rouges rafraîchissent, sont laxatives, éguisent l'appétit, & calment la soif. Quelques-uns se servent de la

gomme de cerisier contre la pierre
& la gravelle.

Les Groseilles.

Ce fruit est adoucissant, sain &
propre à tempérer l'acrimonie, &
la trop grande effervescence de la
bile. Il resserre un peu l'estomac
& chasse le poison. Elles sont plus
acides & plus astringentes, lorsqu'elles ne sont pas assez mûres.
On en fait une liqueur tirée par
expression, qui est presque aussi
flatteuse que le vin.

Les Framboises.

L'odeur de ce fruit n'est pas
moins flatteuse, que son goût. Il
purifie le sang, & est un très-bon
antiscorbutique, il arrête le vomissement, & prévient l'avorte-
ment. On en fait un sirop fort

recommandé contre toute sorte de flux, & qu'on employe fréquemment en gargarisme.

Les Castilles.

La douce acidité de ce fruit qui est très-sain, charme le goût, il y en a de rouges & de blanches. Elles désaltérent beaucoup, fortifient l'estomac, aident la digestion, & sont fort estimées contre le crachement de sang. Enfin elles ne peuvent aucunement préjudicier la santé. On en fait une gelée qui délayée dans l'eau, peut impunément servir de boisson dans toutes sortes de fiévres.

Les Fraises.

Ce fruit est excellent & très-cordial, lorsqu'on la laissé un peu macérer dans le vin avec du sucre.

Son jus exprimé, mêlé avec celui de limon & délayé dans de l'eau de fontaine, est une excellente boisson dans les fiévres chaudes & bilieuses. Quelques-uns les recommandent beaucoup dans les flux & la jaunisse. On prépare des gargarismes avec les feuilles de frésier, pour nétoyer & déterger les ulcères de la bouche & des gencives.

Les Limons.

Le suc de limons est rafraîchissant, calme la soif, prévient la corruption & la putréfaction des humeurs, s'employe avec succès dans les dyarrhées & les fiévres malignes : on le recommande aussi à ceux qui sont attaqués de la pierre, ou qui ont quelques diffi-

cultés d'uriner, causées par la viscosité du sang ; enfin il fortifie
l'estomac, & calme les vomissemens, lorsqu'ils viennent d'une
trop grande plénitude de bile. Son
écorce a une agréable amertume,
& est aromatique ; elle adoucit la
respiration, détruit le poison, donne un goût & une odeur agréables
aux teintures & infusions, & fortifie le cœur & l'estomac.

Les Oranges.

L'arbre qui porte ce fruit, croît
aisément & en abondance en Italie, en Espagne & en Portugal,
où il est continuellement chargé
de fleurs & de fruit. On les cueil-
le cependant le plus communément en Octobre. On employe
son suc dans les sauces pour exci-

ter l'appétit. On s'en fert aufli
avec fuccès dans les fiévres chaudes, & on le recommande comme un des plus puiffans remédes
contre le fcorbut.

Les Amandes.

On nous en rapporte de deux
fortes, de douces & d'ameres, qui
toutes deux ont des vertus particulieres. Dans la pratique ordinaire
on employe fouvent les amandes
douces pour faire des émulfions,
dont on fe fert avec beaucoup de
fuccès dans toutes les maladies
caufées, ou entretenues par l'exaltation de la bile & la trop grande
acrimonie des humeurs ; elles né-
toyent & détergent les reins & les
voies ordinaires, & calment toutes fortes d'irritations & d'inflammations dans les inteftins.

L'huile d'amandes douces est
un excellent reméde contre la
toux, la difficulté de respirer, les
douleurs d'estomac & la pleurésie.
On la recommande aussi beaucoup contre la pierre, la gravelle
& dans toutes sortes de maladies
de la vessie & des reins ; enfin elle
remédie à une trop grande constipation, & soulage les tranchées
des enfans. On se sert de l'huile
d'amandes ameres pour embellir
la peau, on l'emploie aussi, quelquefois avec assez de succès contre
la surdité; pour cet effet on en imbibe un peu de coton, dont
on bouche les oreilles, après en
avoir versé quelques gouttes de-
dans.

Les Figues.

On nous en apporte de séches,

dont on se sert avec beaucoup de succès dans l'asthme , l'enrouement, la toux & toutes sortes de maladies des poulmons & de la poitrine , elles facilitent l'expectoration , aident la respiration , & sont souvent employées pour déterger les voies urinaires , lorsqu'elles sont embarrassées de sables ou de graviers. On les applique extérieurement sur les inflammations , les tumeurs & les bubons pestilentiels. On les fait aussi quelquefois griller sur les charbons, pour les appliquer sur les tumeurs des oreilles & des gencives.

Les Raisins secs.

Les meilleurs sont ceux qu'on fait sécher au soleil : pour cet effet on coupe presque tout à fait la grappe ,

grappe, pour empêcher qu'elle ne reçoive aucune nourriture de la vigne, & on les laisse sécher ainsi, jusqu'à ce qu'ils soient bons à serrer. On nous en apporte de Malaga qu'on prépare autrement ; après les avoir cueillis, on les trempe dans une lessive bouillante de cendre de sarment, & on les met ensuite à sécher sur des planches. C'est un très-bon fruit, très-salutaire dans les catarrhes, il déterge les intestins, & plus efficacement encore les reins & les voies urinaires.

On se sert des premiers pour calmer la soif entretenue par le feu de la fiévre, ils ont le goût meilleur que ceux de Malaga qui sont cependant préférables dans les maladies des poulmons & de la poitrine.   G

Les grosses Noix.

On les recommande le matin à jeun, comme un puissant *dompte venin*, en temps de maladies pestilentielles.

> . . . . *Nux est Medicina veneno.*
> SCH. SAL.

Elles sont cordiales, légerement sudorifiques, antiscorbutiques, & participent beaucoup de la nature & des qualités des amandes.

Les Tamarins.

On nous apporte ce fruit des Indes, & on ne l'employe guére qu'en Médecine, il est rafraîchissant & acide. Il corrige l'exaltation de la bile dans l'estomac, humecte la bouche, désaltére lorsqu'on se contente de le sucer, & est très-salutaire, si on l'avale dans les fiévres inflammatoires. On l'employe auffi contre la jauniffe, & pour provoquer les urines.

Les Chataignes.

Ce fruit eft âcre & aftringent, & fi l'on en mange trop à la fois, il charge l'eftomac; pour les corriger & prévenir cet inconvénient, on les fait cuire fous les cendres ou griller fur les charbons; elles deviennent par ce moyen une affez bonne nourriture, & font fort recommandées pour prévenir, & remédier aux foibleffes des femmes.

Les Pommes de Pin.

Ce fruit ne vient bon que dans les pays chauds. Il corrige l'âcreté des humeurs de la poitrine, & eft très-falutaire aux phthifiques & aux pulmoniques, il eft nourriffant &

bon à calmer la chaleur des urines, causée ou entretenue par la trop grande acrimonie des humeurs. Il fait venir le lait, *semenque copiosiùs suppeditat.*

Les Noix de Filbert.

Les noix de Filbert , comme toutes les autres , contiennent beaucoup d'huile , elles ont cependant un meilleur goût , parce que leurs sels ne sont pas si développés ; elles sont pectorales & nourrissantes à cause des parties huileuses qu'elles contiennent , mais elles resserrent à cause de leurs principes terreux , qui épaississent les fluides , & absorbent l'humidité des solides.

Les Melons.

Le melon a bon goût & bonne

odeur, il rafraîchit beaucoup, calme la soif, aiguise l'appétit, & empêche, dit-on, les concretions de pierres & de graviers dans la vessie & les reins, lorsqu'on en mange souvent. Mais il engendre des vents, & cause quelquefois de grandes douleurs dans le bas ventre ; c'est pourquoi il ne convient point du tout à ceux qui sont sujets à la colique. On sçait d'ailleurs par observation, qu'il cause des flux de sang & des fièvres, entr'autres des fièvres quartes.

Les Artichaux.

Les artichaux sont très-nourrissans, excitent la sueur, purifient la masse du sang, dissipent les obstructions, & provoquent les urines à cause des sels nitreux,

dont ils sont chargés , qui dissolvent les matieres grossieres , qui
s'opposent à leur passage , & dilatent les différens couloirs qu'ils
ont à traverser.

Alimens tirés du règne animal.

Le Bœuf.

Cette viande est très-saine & de
fort bon goût. Elle contient des
sucs grossiers qui, une fois con-
densés dans les vésicules des fibres , ne s'en séparent pas aisément ; c'est pourquoi ceux qui
mangent beaucoup de bœuf, sont
forts , vigoureux & robustes. Mais
il resserre aussi un peu par la même
raison.

Le Veau.

La chair de veau contient un
suc huileux , gluant , gélatineux &

balsamique , très-propre à s'unir &
s'incorporer avec nos parties solides , il lâche le ventre , parce
qu'il attenue & divise le humeurs
conténues dans les vaisseaux , &
qu'il dilate les passages. La tête ,
les poulmons & les pieds de veau
sont gélatineux , rafraîchissans &
humectans. On en fait des bouillons pour calmer les pertes de
sang , arrêter les régles des femmes , les hémorroïdes & le crachement de sang. La presure ,
dont on se sert pour cailler le lait ,
& pour faire du fromage , n'est autre chose qu'une matiére caséeuse contenue dans l'amulette des
veaux , chargée de sels volatils ,
pour leur faciliter la digestion des
alimens dont ils se nourrissent.

G iv

Le Lard.

Toutes les parties du cochon fournissent un aliment assez nourrissant, mais qui ne passe pas aisément, & relâche un peu le ventre. Le lard frais est très-difficile à digérer, fournit des humeurs grossiéres, & ne convient nullement aux goutteux. Cette viande convient cependant assez aux personnes de bon appétit, & accoutumées au travail & à la fatigue. Mais les personnes foibles, délicates & oisives ne s'en trouvent point bien.

Galien soutient que le lard est non-seulement plus sain, mais encore plus délicat que toute autre viande; & que ceux qui sont accoutumés à des ouvrages & à des travaux pénibles, ne se portent jamais si bien, & ne sont jamais plus forts, que lorsqu'ils ne vivent que de cette viande. Le vieux lard fondu guérit, & déterge les plaies. La fiente de cochon appliquée extérieurement, arrête le saignement de nez, & guérit la galle.

Les petits cochons-de-lait rôtis sont très-délicats, assez sains, & ne peuvent produire que de bons effets.

Le Mouton.

Cette viande est fort estimée, lorsqu'elle est tendre & de bon goût. Elle contient beaucoup de parties huileuses & de sels volatils, & convient indifféremment à tout âge, de quelque tempérament qu'on soit, parce qu'elle nourrit bien, & passe avec assez de faci-

lité. Le fiel de mouton est bon
pour les ulcères des yeux, sa graif-
se arrête le flux de fang, & entre
dans la compofition de toutes fortes d'emplâtres, de pomades & de
linimens.

L'Agneau.

La délicateffe de cette viande
flatte beaucoup le goût. Mais elle
est chargée de fucs groffiers &
phlegmatiques, qui peuvent communiquer leurs mauvaifes qualités
à nos humeurs. Ce font cependant
dant ces fucs qui la rendent hu-
mectante, rafraîchiffante & capable d'adoucir l'acrimonie, & de
modérer le mouvement trop violent de nos humeurs.

Le fiel d'agneau s'employe avec
fuccès contre le mal-caduc. On

le donne depuis deux gouttes, jusqu'à huit.

Le Chevreau.

Plus cet animal est jeune, plus
sa viande est chargée de parties
huileuses qui lui communiquent
toutes ses bonnes qualités, & produisent tous les bons effets qu'on
lui attribue; à mesure qu'il vieillit
sa chair se rancit & devient nau-
séabonde, la moëlle & la graisse
de bouc fortifie les nerfs. Sa fiente
prise intérieurement soulage les
douleurs que causent la pierre, &
appliquée extérieurement dissipe
les tumeurs froides. Son fiel mêlé avec l'huile de laurier & le blanc
d'œuf étendu en forme d'emplâ-
tre, & appliqué sur le nombril, est
bon dans les fiévres quotidien-

nes. Le sang qu'on ôte de ses testicules , séché au soleil , s'employe avec beaucoup de succès
dans les pleurésies; pour provoquer
les régles des femmes & les urines,
& passe pour antidote. On trouve
quelquefois dans le fiel de bouc
une petite pierre qui a beaucoup
d'analogie avec le Bezoard. Elle
excite les sueurs , & est un excellent contre-poison.

Le Daim.

La chair de cette bête fauve
contient beaucoup de bons sucs ,
soulage les douleurs de la colique,
& est bonne dans la paralysie , lorsque l'animal est jeune, parce qu'il
devient difficile à digérer à mesure
qu'il vieillit, son sang nouvelle-
ment tiré & bu tout chaud, guérit les

vertiges & tournoyemens de tête. Son fiel s'applique sur les maladies des paupieres. Enfin son foye reſſerre, & arrête le cours de ventre.

Le Cerf.

Lorſque cet animal eſt jeune & gras, ſa chair eſt très-nourriſſante & facile à digérer. Les anciens Médecins en condamnoient cependant l'uſage. Sa femelle s'appelle Biche, elle n'a pas la chair ſi bonne que le mâle. Les cornes d'un jeune cerf ſont bonnes à manger, & ſe préparent de différentes façons. On râpe les grandes cornes, & on les met à bouillir dans de l'eau pour en exprimer enſuite une gelée, qui, clarifiée avec le blanc d'œuf, un peu de vin, de ſucre & du ſuc de limon, fortifie l'eſtomac, arrête le crachement de sang, le vomissement & la diarrhée. On employe extérieurement la graisse de cerf pour faire des frictions & des embrocations sur les parties où l'on sent des rhumatismes. Elle fortifie les nerfs & le *calus* des os fracturés, & adoucit les douleurs sciatiques.

Le Liévre.

Cet animal a très-bon goût, & lorsqu'il est jeune, ou qu'on l'a chassé long-temps, fournit de très-bons sucs. Les vieux liévres sont sujets à donner de la mélancholie, & rendent ordinairement pesant & réveur. On employe en Médecine plusieurs parties de cet animal. Son poil appliqué sur les playes ressentes, arrête le sang. Ses poulmons, son foye & son

cœur féchés & mis en poudre,
guériffent le flux de fang, provoquent les régles aux femmes & les
urines, & font un très-bon reméde contre le mal-caduc. Son fiel
appliqué fur les yeux, diffipe les
taies. On frotte les tumeurs de fa
graiffe, pour en hâter la maturité.
Les reins & les tefticules féchés &
mis en poudre *uberius femen gi-*
gnunt, diffolvent la pierre dans les
reins, & arrêtent les écoulemens
involontaires d'urine.

Le Lapin.

La chair de cet animal eft meilleure & plus tendre en hyver qu'en
été, & fait un affez bonne nourriture. Il engendre cependant de
humeurs groffiéres, lorfqu'on le
mange trop jeune; & trop vieux
au contraire, il devient difficile

à digérer. Ainsi l'on doit avoir foin d'éviter l'un ou l'autre excès, la graiffe de lapin eft diffolvante, & fortifie les nerfs.

Alimens tirés des Volatiles.

Les Poules.

La chair d'une jeune poule eft très-aifée à digérer, & convient mieux aux perfonnes foibles, ou à ceux qui menent une vie oifive & indolente, qu'à ceux qui font accoutumés à des travaux pénibles & à des exercices violens, qui ont befoin pour fe foutenir d'alimens plus folides & plus nourriffans que les premiers. On dit cependant qu'elle illumine l'entendement, *hancque venereis largiort feminis proventu, favere.* On applique affez souvent une poule ouverte toute

vivante

vivante sur la tête des malades
dans les fiévres malignes, l'apoplexie, le délire, le transport &
la létargie pour ouvrir les pores,
& procurer la transpiration.

Les Poulets.

La chair de poulet est rafraîchissante, pectorale, nourrissante
& contient beaucoup de particules huileuses & balsamiques, qui
fournissent de très-bons sucs. On
en fait des bouillons fort approuvés
dans les fiévres, & dans presque
toutes les maladies ; & pour approprier les vertus de cette liqueur
aux intentions qu'on se propose,
on farcit le corps des poulets, dont
on se sert à cet effet, de drogues
ou autres ingrédiens, capables de
remplir es vûes.

H

Les Chapons & les Coqs.

La chair de chapon est plus tendre & plus délicate, que celle de coq, & a à peu près le même goût & les mêmes propriétés que celle de poulet. Elle fortifie, ranime les esprits abbatus, & est très-bonne pour les phthisiques & les pulmoniques. On fait aussi du bouillon de coq qui lâche un peu le ventre, & est un assez bon restaurant, & plus il est vieux, meilleur il est. Quelques Médecins prétendent que les testicules de coq, particuliérement des jeunes, réparent beaucoup les forces, *cortisque appetitum, indefessis semper viribus stimulare.* Sa cervelle arrête le cours de ventre, & dissipe les taches & les rousseurs de la peau.

Les Pigeons.

Nous en avons de plusieurs sortes qui sont tous très-chauds, & ne diffèrent que du plus ou du moins. Ceux qui sont abandonnés à leur liberté dans un bon climat, passent pour les meilleurs. Quoique les pigeons resserrent un peu, ils fortifient cependant, & dissipent les matiéres grossiéres, embarrassées dans les reins ; mais si on les mange trop vieux, ils sont sujets à engendrer de la mélancholie. On les recommande beaucoup ouverts tout vivans, & appliqués chaudement sous la plante des pieds des malades dans les apoplexies, la frénésie & autres fiévres malignes. Le sang de pigeon, encore tout chaud, calme les douleurs des yeux, & guérit les playes récentes.

Les Dindes.

La chair de cet oiseau est très-nourrissante, fortifie beaucoup, *semenque spissius incidit*. Il soutient mieux & plus long-temps que le chapon & les poulets; mais à tout autre égard, il a à-peu-près les mêmes propriétés.

L'Oye.

On convient assez unanimement que l'oye a fort bon goût; mais on n'est pas si bien d'accord sur ses bonnes qualités, parce qu'elle est très-difficile à digérer, & chargée de sucs pesans & grossiers; quoi qu'il en soit, elle fournit un aliment assez solide & très-nourrissant, qui peut, par ce

moyen, convenir à des personnes
fortes, robustes, & qui ont un estomac à l'épreuve de tout. Celles
qu'on nourrit chez soi, contiennent beaucoup de phlégme : les
oyes sauvages, au contraire, ont
plus d'huile & de sels volatils. Cet
oiseau est d'une vigilance prodi-
gieuse au-dessus de tous les autres;
le moindre remuement l'éveille,
ce qui lui a autrefois mérité un
culte annuel parmi les Romains,
pour avoir réveillé les Citoyens,
lorsque les Gaulois voulurent surprendre de nuit le Capitole. Une
demi dragme de peau de pied
d'oye, séchée, mise en poudre,
dissoute dans quelque véhicule
convenable, arrête le sang & guérit le flux : pareille dose de sa fiente, réduite en poudre, & prise

aussi intérieurement, provoque les urines & les mois aux femmes, & les soulage beaucoup, lorsqu'elles sont en travail d'enfant. Sa graisse adoucit les hémorrhoïdes & les douleurs d'oreille. On s'en sert aussi avec succès, pour faire des embrocations sur les rhumatismes.

Le Canard.

L'oye & le canard ont à peu près les mêmes qualités, les mêmes vertus, & produisent les mêmes effets l'un & l'autre. Les canards paillés n'ont pas non plus, si bon goût, & ne sont pas si sains que les sauvages. On les ouvre quelquefois tout vivans, & on les applique tout chauds sur le ventre, pour calmer les trop grandes douleurs des coliques venteuses.

Les Perdrix.

La chair de perdrix est ferme, & fournit un aliment très-nourrissant, on en fait manger aux nourrices pour leur augmenter le lait. Elle nourrit, & fortifie beaucoup ceux qui sont encore convalescens de quelque maladie, & est très-bonne dans la dyarrhée. Pour les manger bonnes, il faut les laisser vieillir quelque temps après qu'elles ont été tuées ; on peut encore les exposer à l'air pendant quelques jours, pour exciter en elles une petite fermentation qui les rend beaucoup plus tendres. Pour guérir les ulcères, les tayes & les taches des yeux, on y laisse tomber une ou deux gouttes de sang, ou de fiel de perdrix tout chaud. Sa moëlle & sa cervelle sont bonnes dans la jauniffe, on brûle auffi leurs plumes, & on en fait infpirer la fumée aux femmes, pour diffiper leurs vapeurs.

Le Faifan.

La chair de cet oifeau eft très-faine, nourrit beaucoup, répare les forces, & paffe pour être très-falutaire dans l'épilepfie, les convulfions & les fiévres hectiques. On fait extérieurement des embrocations de graiffe de faifand pour fortifier les nerfs, diffiper les tumeurs, & adoucir les douleurs rhumatifmales.

La Caille.

On n'eft pas trop d'accord fur les différens effets que produit la
viande

viande de cet oiseau, parce qu'elle est quelquefois difficile à digérer, ce qui peut venir de son excès de graisse qui s'affaisse & s'appésantit dans l'estomac; il est cependant assez rare qu'on s'en trouve incommodé, au reste elle nourrit, aiguise l'appétit, & fournit ordinairement d'assez bons sucs : on se sert de sa graisse pour faire dissiper les taches qui surviennent aux yeux ; & on se sert avec beaucoup de succès de sa fiente dans le mal-caduc.

Les Grives.

Cet oiseau vaut beaucoup mieux d'un temps froid, que d'un temps chaud. Sa chair contient une juste proportion de parties huileuses & salines qui lui donnent un goût des

plus exquis, elle excite l'appétit,
fortifie les fibres de l'estomac, répare les pertes des solides, & augmente beaucoup les esprits animaux.

Le Merle.

Cet oiseau a à peu près les mêmes
qualités que les grives, & passe
pour être très-sain, quoiqu'il n'ait
pas le goût si délicat, & qu'il soit
un peu plus difficile à digérer.

L'Alouette.

Ce petit oiseau est très-estimé à
cause de sa délicatesse, il vole
presque toujours, ce qui fait qu'il
transpire beaucoup, & ne contient que très-peu d'humeurs visqueuses. Sa chair est savoureuse &
très-aisée à digérer. Son sang & son
cœur provoquent les urines, &

calment les coliques des reins &
du bas-ventre.

Les Ortolans.

La chair de cet oiseau a un goût
exquis, il nourrit, fortifie & est
un très-bon restaurant. On n'en
voit guére que dans les pays
chauds, où ils sont très-communs,
tels que dans le Dauphiné, la Pro-
vence, le Languedoc & l'Italie.

L'Etourneau.

Cet oiseau est naturellement
très-chaud, & n'est bon à manger, que lorsqu'il est encore jeune
& gras. On dit qu'il est très-bon
pour ceux qui sont sujets au mal-
caduc.

Le Vaneau & le Plouvier.

La chair de vaneau est très-le-
gére, a bon goût & passe aisément,

ce qui fait qu'elle ne convient pas à ceux qui travaillent de force, ou qui aiment l'exercice ; on dit cependant qu'elle fortifie le cerveau, & purifie la masse du sang. On trouve le plouvier dans les mêmes endroits, où il vit de la même façon que le vaneau, ce qui lui a fait attribuer les mêmes vertus.

Les Poules d'eau.

Il y en a de plusieurs sortes, dont quelques - unes sont assez bonnes & les autres très-mauvaises. Cet oiseau vit ordinairement dans les endroits humides & marécageux, &c. Il est rempli de très-mauvais sucs, & ne convient qu'à ceux qui ont l'estomac bon, ou qui travaillent.

La Bécasse & la Bécassine.

La délicatesse de la bécasse l'a fait réserver pour la table des Grands, elle répare les forces, & fournit un très-bon aliment. La bécassine est une espéce de bécasse, qui n'en différe qu'en défaut de grosseur ; mais en récompense elle a le goût plus fin, & est plus aisée à digérer.

Des alimens tirés des Poissons.

Le Brochet.

Ce poisson a différentes qualités, selon l'eau & les climats qu'il habite. Ceux qu'on trouve dans des étangs d'eaux croupissantes, ne sont remplis que de très-mauvais sucs, & seulement propres à charger l'estomac. Le brochet de riviére

I iij

nourrit bien, & est assez bon ; mais il faut bien prendre garde d'en manger les œufs, parce qu'ils pourroient exciter des vomisse-mens, ou quelques cours de ventre. On trouve dans la tête de ce poisson de petites pierres qui, réduites en poudre, aident les femmes en travail d'enfant, chassent les pierres hors des reins & de la vessie, & sont bonnes dans le mal-caduc ; on les donne depuis 25. grains, jusqu'à une dragme.

La Carpe.

Ce poisson est naturellement assez mou & rempli d'un suc crud, c'est pourquoi les plus vieilles sont les meilleures, parce qu'elles s'affermissent à la longue. On en mange cependant beaucoup sans qu'il en arrive aucun inconvénient, la tête de la carpe & particuliére- ment la langue, qui est très-déli- cate, passe pour le meilleur mor- ceau. Le fiel de carpe est bon pour éclaircir la vûe.

La Perche.

Ce poisson se plait dans l'eau claire & rapide, est fort agile, & ne vit que de bons alimens, qui le rendent très-délicat & fort sain. Sa chair est ferme & très-nourris- sante, ne contient que de bons sucs très-salutaires ; quand elle n'est point trop vieille, la perche se digére assez aisément ; mais si elle est trop jeune, elle est molasse & visqueuse. On trouve dans la tête de ce poisson de petites pier- res, très-propres à absorber les hu- meurs âcres.

L'Anguille.

Lorsque ce poisson a la chair blanche & le goût bon , il fournit une très-bonne nourriture , & en même-temps très-aisée à digérer ; parce qu'alors ses sucs contiennent une juste proportion de principes huileux & alins. La laitte n'en vaut rien , & est sujette à causer de grandes douleurs d'estomac, à exciter des vomissemens furieux, ou à donner le cours de ventre : on dit que l'anguille ne vaut rien à ceux qui sont sujets à la goutte & à la pierre. La graisse d'anguille efface les impressions que laisse la petite-vérole, adoucit les hémorrhoïdes , fait venir les cheveux, & peut encore servir contre la surdité, si l'on en verse quelques gouttes dans l'oreille.

La Tanche.

Ce poisson fournit un très-mauvais aliment : il ne se plait que dans des eaux bourbeuses & croupissantes, où il ne trouve que de mauvaise nourriture, ce qui a déterminé quantité de Médecins à en condamner l'usage, ne pouvant en conséquence, selon eux, occasionner que des fiévres & des obstructions. On en mange cependant volontiers aujourd'hui, & sans s'en trouver aucunement indisposé, ce qui nous porte à croire que c'est une assez bonne nourriture. La chair de tanche appliquée sur les poignets, ou sous la plante des pieds, diminue, au moins, la fiévre, lorsqu'elle ne la peut détruire tout-à-fait. Mise sur la tête, elle en

guérit les douleurs, & sur le ventre elle guérit la jauniſſe.

La Truite.

Ce poiſſon a un goût exquis
en été, mais il perd beaucoup de
ſa délicateſſe en hyver. Lorqu'on
le mange dans ſa ſaiſon, il produit
de très-bons ſucs, ſe digére aiſément, *largioremque ſeminis ſali-*
cem ſubminiſtrat. On dit que la
truite eſt ſi ſenſible au bruit du ton-
nerre, qu'elle reſte immobile pendant tout le temps qu'il gronde.
On ſe ſert avec beaucoup de ſuccès de ſa graiſſe contre les hémorrhoïdes & les ulcères de la poitrine.

Le Barbeau.

Ce poiſſon eſt naturellement viſqueux, mais il fournit une aſſez

bonne nourriture très-aisée à digérer. La laitte n'en vaut pas
mieux que celle de l'anguille ,
& produit à peu près les mêmes
effets. Son foie est considérable &
de très-bon goût, ce qui a fait dire
à quelques Auteurs, que c'étoit
la seule partie de ce poisson bonne
à manger.

Le Goujon.

Nous en avons de deux sortes ,
les uns se nourrissent dans l'eau de
mer , & les autres dans l'eau douce. Ces derniers sont les plus estimés , sur-tout, lorsqu'on les pêche
dans un coulant d'eau bien pure.
Ils contiennent beaucoup de sels
volatils & d'huile, & conviennent
fort aux personnes encore convalescentes de quelque maladie ,

parce qu'ils flattent le goût , &
font très-aisés à digérer.

La Lamproye.

Ce poisson a un goût exquis :
on dit qu'il ne vit que deux ans ; &
qu'après avoir produit ses petits , il
diminue insensiblement, & meurt.
Nous en avons aussi de deux sortes , de mer & d'eau douce. Celles
de mer sont du nombre de ces
poissons qui quittent la mer pendant un temps pour se retirer dans
l'eau douce , & retournent ensuite
à leur premiere origine. Elles viennent frayer dans les rivieres vers
le mois d'*Avril* & de *May* , &
s'en retournent dans une certaine
saison avec leurs petits. La lam-
proye est un bon poisson pour
les personnes d'un tempérament

chaud, qui ont l'eftomac bon &
les humeurs fubtiles.

L'Eperlan.

Ce poiffon naît dans la mer ,
d'où il monte enfuite dans les riviéres. Il a le goût plus délicat que
le goujon , & eft meilleur à manger. Il a une odeur femblable à
celle de violette. Il laiffe une
agréable impreffion fur les fibres
du palais , parce qu'il ne contient
aucuns fucs groffiers. On dit qu'il
eft bon contre la pierre & la gravelle.

Le Saumon.

Ce poiffon, frais ou falé, eft toujours très-bon , fournit une excellente nourriture , fortifie , & produit plufieurs autres bons effets ; il
eft cependant un peu dur à digé-

rer , & sujet à charger l'estomac ,
particuliérement, de ceux qui l'ont
un peu foible.

Le Merlan.

Ce poisson est fort estimé à cause de sa grande délicatesse , c'est
un aliment très-léger , qui passe
vîte , & ne produit jamais de mauvais effets , quand même on en
mangeroit avec excès ; c'est pourquoi , on le permet même aux malades. On trouve dans la tête du
merlan de petites perles , qui réduites en poudre , sont bonnes
contre les coliques venteuses ,
chassent la pierre , & arrêtent le
cours de ventre. On en donne depuis dix , jusqu'à quarante grains.

Le Maquereau.

La plûpart de ceux qui ont parlé

de ce poisson, disent qu'il ne fournit que des sucs grossiers & difficiles à digérer. Nous voyons cependant par expérience qu'il nourrit assez, & même qu'il passe assez librement. On n'en voit que pendant une certaine saison de l'année, après laquelle il disparoît.

L'Esturgeon.

Ce poisson a la chair ferme, & est assez nourrissant ; mais il est d'ordinaire un peu dur & difficile à digérer, particuliérement sa graisse, qui, en conséquence, ne vaut rien pour les personnes d'un tempérament foible ; sa chair porte aussi un inconvénient, qui est de relâcher, & d'affoiblir les fibres de l'estomac.

Le Harang.

Ce poisson, s'il n'est frais, n'est pas des plus estimés, parce qu'il échauffe & altére beaucoup, & qu'il éguise, & augmente l'acrimonie des humeurs. Les harangs marinés sont très-difficiles à digérer, mais ne sont néanmoins pas si pernicieux que les harangs sorés, qui sont beaucoup plus secs & plus âcres que les autres.

La Sardine.

Ce poisson, frais, a très-bon goût, relâche le ventre, & fournit d'assez bon sucs ; mais si on le fait confire ou mariner, il contracte les mêmes qualités que le harang. Les *bons Buveurs* aiment beaucoup la sardine, parce qu'elle altére, & fait trouver le vin bon ; il faut cependant convenir que c'est une nourriture plus agréable que saine.

Les Anchois.

La délicatesse, le haut goût & la bonne odeur de ces petits poissons, les ont faits estimer dans toute l'Europe. Ils fortifient l'estomac, excitent une legére chaleur sur ses membranes, pénétrent les alimens qui y sont contenus, réveillent l'appétit & aident la digestion : qualités qui les font entrer dans quantité de sauces & de différens assaisonnemens.

Les Carlets & les Plies.

On trouve de ces deux sortes de poisson dans l'eau douce & dans l'eau salée, elles ne se plaisent cependant pas tant dans la mer, l'on y en trouve moins ; les plies font les plus groffes. Elles adouciffent l'acrimonie des hu-meurs de la poitrine, lâchent le corps, lubrefient les paffages, & adouciffent les matiéres contenues dans les inteftins.

Les Soles.

Il fe trouve peu de poiffon plus agréable au goût, & plus conve-nable à la fanté que la fole, ces deux qualités lui ont mérité le nom de *Perdrix de mer* ; elle a une chair ferme, courte & tendre, qui contient une jufte proportion des particules falines & huileufes, à laquelle elle doit fon bon goût & tous fes bons effets. On fait fé-cher la tête de ce poiffon, & on la réduit en poudre pour s'en fervir contre la pierre , la gravelle & le scorbut , maladies dans lesquelles elle est fort recommandée.

Le Turbot.

On appelle ce poisson *Faisan d'eau* , à cause de la délicatesse de son goût , qui approche beaucoup de celui de cet oiseau. Sa chair est assez solide , nourrit passablement , se digére avec beaucoup de facilité , & ne contient que très-peu de sucs grossiers. Enfin on le sert sur les tables les plus délicates.

Le Rouget.

Ce poisson nourrit bien , & fournit d'assez bons sucs; il arrête, dit-on , le dévoyement , & convient assez aux personnes convalescentes.

L'Alose.

Ce poisson provoque le sommeil des esprits animaux, il a cependant assez bon goût, & nourrit bien : si on le laisse vieillir, il contracte une certaine acidité qui ulcere les gencives & altére. On trouve dans la tête de l'alose une petite perle qui guérit les fiévres quartes, & chasse la pierre des reins & de la vessie.

La Raye.

Ce poisson fournit une nourriture solide & durable, mais naturellement dure, difficile à digérer, & qui produit des sucs grossiers : on peut prévenir en partie tous ces mauvais effets, en le gardant quelque temps avant de le manger.

La Moruë.

Ce poisson frais ou salé fait une très-bonne nourriture, & fournit d'assez bons sucs, il perd cependant de son goût, & n'est plus si aisé à digérer, lorsqu'il est salé. La saumure de moruë appliquée extérieurement, est astringente. On l'employe aussi dans les lavemens, parce que les sels qu'elle contient, irritent les glandes des intestins, & produit une plus grande évacuation.

Les Moules.

Il y en a de deux sortes, de mer & de riviére : ces dernieres ne sont point bonnes à manger, parce qu'elles occasionnent des siévres & des obstructions. On mange au contraire celles de mer par-tout, c'est un aliment très-tendre, d'assez bon goût, qui ne produit aucuns mauvais effets ; mais elles relâchent & nourrissent peu. On broye leurs coquilles dans un mortier, & on les fait prendre depuis un demi scrupule, jusqu'à une dragme pour arrêter le dévoyement causé par la trop grande acrimonie des humeurs.

Les Huitres.

Ce poisson est chargé de sucs gélatineux qui montent à la tête, arrêtent insensiblement le cours des esprits animaux, & assoupissent quelquefois ; elles ont bon goût, nourrissent bien, donnent de l'appétit, *veneris æstum cient*, & sont bonnes pour les scorbutiques & les goutteux. Leurs coquilles calci-

nées & réduites en poudre font
bonnes pour nettoyer les dents,
& adoucir l'acrimonie des humeurs.

Les Ecrevisses.

La chair de ce poisson est très-
solide, fortifie, corrige l'acrimonie des humeurs de la poitrine,
& est très-bonne pour ceux qui
font sujets à l'asthme & à la phthi-
sie.

Des Boissons.

Avant de détailler les différentes boissons ordinaires en ce pays,
nous allons dire quelque chose sur
la fermentation.

Tout fluide, dont les parties ne
font pas assez régulierement dispo-
sées pour s'allier & s'unir ensemble, & ne former qu'une seule
substance homogène, en forme

deux par la fermentation. La plus pesante s'appelle *solide* , & l'autre légere. La fermentation , dans quelque liqueur que ce soit, est un mouvement violent qui change ou altére la premiere disposition des parties, & fait précipiter au fond du vaisseau qui la contient les parties les plus pesantes, pendant qu'au contraire elle pousse en haut les plus légéres.

Les liqueurs ainsi travaillées & bien fermentées échauffent, provoquent les urines , détruisent l'appétit , enyvrent & augmentent la transpiration , si l'on en boit avec excès. Elles contiennent beaucoup de sels volatils huileux qui les rendent assez agréables à l'estomac, parce qu'elles chatouillent légérement ses membranes ,

&

& relâchent tout le sistême de l'œ-
conomie animale, d'où suit nécessairement l'augmentation de la
transpiration, qui occasionne ensuite une chaleur brulante & une
soif insupportable. Ces sels huileux des liquides ainsi fermentés,
raréfient le sang, dilatent les artères, & empêchent le cours régu-
lier d'une grande partie des esprits
destinés pour le cœur, qui, privé
de cé secours, ne se peut pas contracter avec assez de force pour
pousser le sang destiné à la circulation jusqu'aux extrémités.

C'est-là ce qui fait paroître les
gens yvres si pâles & si défaits : de
plus, tant qu'ils restent en cet état, le
sang se porte en abondance au cerveau & dans le voisinage du cœur,
dont il affoiblit les fibres, & les

L

met hors d'état de soutenir un juste équilibre dans la circulation: voilà pourquoi les *yvrognes de profession* sont sujets à la paralysie, à l'apoplexie, aux vertiges, à perdre la mémoire, aux tremblemens, à la jaunisse, à l'hydropisie, &c. Puisque l'excès des liqueurs conduit à tant de maladies; parcourons-les en détail, & tâchons de découvrir par leurs effets celles dont l'excès est le moins pernicieux.

D'entre toutes les liqueurs, il faut sur-tout choisir les plus claires & les plus transparentes, qui laissent une certaine sécheresse sur la langue, parce qu'elles ont plus de disposition à passer par les urines. Elles ne doivent point non plus être relâchantes. En effet ce n'est que par la vertu astringente du vin, que l'excès de cette liqueur est moins pernicieux que celui de toutes les autres. Tout dangereux qu'il est de trop boire de quelque liqueur que ce soit, elles sont cependant salutaires, lorsqu'on en use avec discrétion. Elles raniment les esprits languissans après quelque exercice violent, ou un travail trop pénible. Elles adoucissent les peines & les chagrins, chassent la mélancolie, & suppléent au défaut d'alimens, pour amortir les rigueurs de la faim. Elles sont aussi d'un grand avantage à ceux qui ont le poulx foible & languissant, pourvû qu'ils se bornent à un usage modéré.

Le Vin.

De toutes les liqueurs fermen-

tées, en usage parmi nous, il n'y
en a point de plus saine & de plus
agréable que le vin. Sa clarté &
le tartre, dont il est chargé, le
rendent préférable à tout autre reméde dans toutes les indispositions
de l'estomac. Il faut cependant
observer que les vins de Bourgo-
gne & de Champagne, sont préférables à tous ceux qu'on nous
apporte d'Espagne, de Portugal,
& à toutes sortes de vins doux,
à moins qu'on ne les prenne comme cordiaux & en petite quantité;
ces derniers ne sont propres qu'à
troubler le cerveau. Ils semblent
beaucoup plus forts; mais ils sont
moins spiritueux, comme on le sçait
par la distilation, parce qu'ils n'ont
pas essuyé une fermentation entiére
ce qui tient leurs parties huileuses

embarraſſées , & les a empêché de ſe volatiliſer ; c'eſt auſſi ce qui fait qu'ils paſſent plus difficilement ; mais en récompenſe ils ſont plus nourriſſans , & conviennent mieux aux perſonnes d'un tempérament ſec.

Nous ſommes redevables de cette agréable liqueur au Patriarche Noë. *Cœpitque Noë vir agricola exercere terram , & plantavit vineam : bibenſque vinum inebriatus eſt* (*). Depuis lui juſqu'à nous, elle a toujours conſervé ſon premier nom. Quelques-uns en ont attribué l'invention aux habitans des pays chauds , qui , réduits à une trop modique quantité d'eau bourbeuſe & impure , ont été obligés de chercher dans la vigne les

(*) Gen. Chap. IX. ÿ. 20. 21.

L iij

moyens de se désaltérer plus agréa-
blement. Le meilleur & le plus
délicat de tous les vins, est celui
qui se distile de lui-même des grap-
pes, lorsqu'elles sont bien mûres,
& que mises en un monceau, chaque grain se créve sans autre compression; c'est-là celui qui mérite
le nom de *Nectar*.

Le Cidre.

Cette liqueur est très-saine, &
convient mieux que le vin à ceux
qui y sont originairement faits: elle
est pectorale, rafraîchissante, bonne pour les personnes scorbutiques
& mélancoliques, & pour fortifier le cœur & l'estomac, comme
on le voit dans les pays, où l'on
ne boit rien autre chose, & dont
les habitas parviennent à une ex-

trême vieillesse , sans aucune maladie qu'on puisse attribuer à l'usage qu'ils en font.

La Bierre.

Cette liqueur adoucit , lubrefie & nourrit beaucoup ; elle rafraîchit & relâche les fibres trop tendues. Pour cette raison elle convient mieux que le vin aux personnes d'un tempérament chaud ; cependant plus elle participe de la nature du vin , & plus on l'estime. Pour la bien faire , il faut choisir de bonne eau , douce & bien claire , & qui porte bien le savon. La bonne bierre doit laisser la bouche séche , & n'avoir aucune acidité ni aigreur. La nécessité d'y faire bouillir du houblon , se manifeste d'elle - même : puisque sans cet ingrédient , nouvelle , elle seroit

toujours gluante , ou aigre pour
peu qu'on la laiſſât vieillir. D'ailleurs le houblon a une agréable amertume , & eſt bon pour
la pierre. La bierre faite de bon
grain , point trop forte , bien
braſſée ſelon toutes les régles de
l'art , eſt une liqueur très-bonne &
très-agréable. Elle purifie la maſſe
du ſang , nétoye , & déterge les
paſſages , & fournit à toutes les
humeurs. Plus la bierre eſt vieille ,
plus elle eſt apéritive. Plus elle eſt
épaiſſe & douce , plus elle gonfle
& nourrit. Quoique l'on ſe ſoit ima-
giné que la bierre nouvelle nétoye
les vaiſſeaux urinaires , elle les
remplit cependant à la longue d'u-
ne matiére glaireuſe , qui ſe durcit
enfin , & peut ſe pétrifier. La
bierre fortifie beaucoup , flatte le

goût, & est très-nourrissante, comme l'on voit dans tous les pays où l'on ne boit point d'autre liqueur, & dont les habitans sont plus gros, plus sains & plus vigoureux, que ceux qui ne boivent que du vin.

Le Caffé.

Le caffé est aujourd'hui devenu si à la mode parmi les Dames & les personnes de distinction, qu'elles en font une consommation étonnante, qui leur est plus préjudiciable qu'elles ne se l'imaginent. La trop grande quantité d'eau est d'elle-même contraire à ceux qui sont naturellement trop relâchés, & l'amertume qu'elle contracte en se chargeant de cette substance dans l'infusion, la rend nuisible aux personnes d'un tempérament

plus fort & sujetes à la constipation, c'est pourquoi l'on doit avoir
attention d'en proportionner la
force & la quantité chacun à son
tempérament.

Les personnes grasses & d'une
bonne corpulence le peuvent prendre fort & plus chargé, sans lait
& sans sucre ; parce que plus il
picote & éguillonne les fibres de
leur estomac, plus ces fibres se
resserrent, & sont par ce moyen
en état d'empêcher la matiére nuisible de passer dans le sang. Alors,
pour prévenir la trop grande humidité, il est à propos d'augmenter ses exercices, afin de réparer
ou d'entretenir l'élasticité des fibres, lorsqu'on est d'un tempérament à les avoir trop relâchées. Le
caffé remédie aussi aux maux de

tête, aux catharres & aux fluxions, & est très-salutaire, lorsqu'on a bu avec excès.

Mais les personnes d'un tempérament chaud, & maigre n'en doivent point boire, s'il n'est très-foible & chargé de beaucoup de sucre & de lait.

Le Thé.

Nous avons de deux sortes de thé, du thé *verd* & du thé *bou*, l'un & l'autre est la feuille du même arbrisseau, & ne différe que par la couleur, & la préparation qui en altére les vertus. On ne s'est encore point apperçu que l'un ni l'autre produisent de mauvais effets, cependant la couleur qu'on donne au thé *bou*, ne laisse pas de l'altérer, & de lui ôter la simpli-

cité naturelle au thé verd qui convient aux estomacs foibles sujets
aux indigestions, à ceux qui ont
des catharres, des rhumatismes,
la goutte &c. C'est entr'autres un
très-bon reméde dans toutes fortes d'indigestions.

Le thé *bou* est aussi très-doux,
& est très-bon le matin avec du
lait aux pulmoniques,& à ceux qui
ont quelques ulcères aux poulmons.

Le Chocolat.

On fait le chocolat avec du
Cacao moulu & travaillé avec du
sucre & quelques autres ingrédiens, au moyen desquels on en
fait un très-bon restaurant, très-
propre à réparer les forces abatues,
tardos quoque maritos evigilat, &
est très-bon dans la colique & la
gravelle.

L'Eau.

L'eau est la base de la plûpart de nos boissons; elle n'est sans doute si peu estimée, que parce qu'elle est trop commune; cependant si l'on faisoit attention à tous les avantages qu'elle procure, combien elle est nécessaire pour notre soutient, qu'enfin il nous est impossible de subsister sans elle; balanceroit-on à la préférer à toutes les autres liqueurs?

C'est cet élément qui fournit tous les fluides du corps humain, c'est lui qui dissoud les sels contenus dans le sang qui ne pourroit circuler sans lui. Il sert le plus souvent de base dans la préparation de nos alimens: il en est le véhicule, de même que des médicamens. Il aide les uns & les autres à sortir de l'estomac, &

à parcourir tous les différens couloirs du corps humain , où ils
ont à porter la nourriture & la
santé. L'eau varie beaucoup , &
prend différentes qualités, felon
les différens endroits de la terre
qu'elle a à traverfer.

L'eau eft la nourriture effentielle
de tous les corps végétatifs. C'eft le
vinum catholicum des Alchimif-
tes, fans lequel ils foutiennent que
rien ne peut croître ni augmenter,
foit d'entreles animaux , les végétaux ou les minéraux.

L'eau la plus pure eft toûjours la plus légére , parce que
quelque corps étranger qui puiffe
être mêlé avec l'eau , foit fable ,
terre , fubftance minérale , ou autre , il eft toûjours plus pefant que
l'eau. C'eft pourquoi l'on dit que

les Ethiopiens vivent si long-
temps. En effet leurs eaux sont
si légéres, qu'elles ne pourroient
pas même supporter un morceau
de bois.

L'eau de pluie est la plus pure &
la plus simple. Je ne veux point
parler ici de celle qui tombe d'en
haut, & qui sert de lessive à l'air,
dont elle dissoud tous les sels volatils, & tous les autres corps im-
palpables qu'il contient, j'entens
seulement celle qui descend des
nues, d'où elle est attirée par ces
hautes montagnes couvertes de
rochers, le long desquelles elle
forme de petits ruisseaux, & se purifie de tout ce qu'elle pourroit
avoir d'impur, & au pied desquelles elle coule aussi pure que du
cristal le long des petits sentiers

qu'elle s'est elle-même pratiquée dans le sable.

L'eau pure se boit toute fraiche. C'étoit mal à propos que Néron dégoûté de toutes sortes de vins, & épuisé des excès auxquels il s'étoit abandonné, résolut de ne plus boire que de l'eau bouillie dans des vases d'or.

On a remarqué que l'eau de pluie qui tombe du Ciel, gardée dans des vaisseaux, se trouve pleine de petits œufs d'insectes invisibles & de semences de plantes; de sorte qu'en la laissant reposer dans un vaisseau de verre exposé à un air chaud, on apperçoit bien-tôt plusieurs sortes d'animaux s'y former & s'y développer. On verra la même chose si on en garde dans des vaisseaux de verre quelque pure

pure qu'elle paroisse. Mais si l'on fait bouillir seulement une fois cette eau, toute la vertu prolifique des petits œufs & des semences de plantes se détruit entiérement. Il seroit dangereux de la faire bouillir plus d'une fois, parce qu'elle perd toujours quelques parties de sa substance à chaque fois qu'on la fait bouillir. On trouve dans les *Miscellanea naturæ curiosorum*, une observation fort remarquable d'un vieillard âgé de cent vingt ans, encore armé de toutes ses dents, d'un tempérament très-vif & fort agile, qui depuis son enfance n'avoit jamais bu que de l'eau.

Le fameux Avocat *André Tieraqueau*, qui tous les ans a publié un livre, & dont la femme accouchoit régulierement tous les ans pendant

M

trente ans nés de suite , n'a jamais
bu que de l'eau depuis son enfance.

Monsieur Hoffman dit que si
,, la nature peut produire quel-
,, que reméde universel , c'est
,, l'eau commune ; par son moyen
,, on guérit tous les jours toutes
,, sortes de maladies , on se con-
,, serve en santé , & on prévient
,, la corruption des humeurs qui
,, est la source de toutes les mala-
,, dies.

Après avoir ainsi exposé quelles eaux sont les plus salutaires ,
passons maintenant à l'excellence
& aux vertus universelles de l'eau
pure. Pour cet effet nous établis-
sons que *les eaux pures & legeres*
s'accordent à tous les differens tem-
péramens de tous les hommes, & que,
puisque la circulation réguliere

des fluides aux travers de leurs canaux & des plus petits vaisseaux,
nous garantit de la corruption, &
maintient le sang & les humeurs
dans un mouvement constant & ré-
gulier, l'eau doit être absolument nécessaire à la continuation de la vie.

Le sang & les humeurs sont un
mélange de parties hétérogênes
toutes sujettes à la corruption pour
peu qu'elles soient dans un état de
chaleur, d'indolence & d'humidité. Pour empêcher les fluides de
se corrompre, & d'altérer les autres parties du corps, il est donc
absolument nécessaire de les empêcher de stagner ; par ce moyen
les particules subtiles & solides,
terreuses & huileuses conserveront
non - seulement entr'elles leur
mouvement perpétuel ; mais en-

core exécuteront leur mouvement
progreffif au travers des plus petits vaiffeaux capillaires, & divi-
feront les parties folides du fang en
globules extrêmement fins, au
moyen de l'attrition, de l'action
& réaction entre ces fucs & les
parties fibreufes. D'où l'on voit la
néceffité de l'eau pure pour produire un effet fi effentiel. C'eft
pourquoi lorfqu'on examine le
fang tiré d'une perfonne faine, on
le trouve compofé de deux fortes
de fubftances, une fluide & l'autre
folide.

Nous pouvons inférer de tout
ce que nous venons de dire, qu'il
n'y a rien de plus convenable, &
en même tems de plus néceffaire
pour prolonger la vie que l'eau,
puifqu'elle s'accorde parfaitement

à la nature du corps humain ; &
que sans elle il ne se peut maintenir long-temps dans l'intégrité de
ses fonctions.

Pour peu que l'on considére
avec attention , & que l'on examine la vérité de ce que nous venons d'établir , l'on conviendra
qu'il faut nécessairement que le
sang soit dans un certain équilibre
de fluidité , pour pouvoir circuler
librement & toujours dans les mêmes proportions, afin de maintenir
toujours les vaisseaux ouverts , de
prévenir les obstructions , d'entretenir les sécrétions , d'empêcher
les dépôts , & de détruire tout ce
qui pourroit occasionner quelques
maladies. Il reste maintenant à sçavoir si la nature entiére peut fournir quelqu'autre reméde , capable

de mieux entretenir cette fluidité du sang. Nous nous en rapportons sur ce point à la connoissance & aux expériences des Médecins les plus éclairés.

Mais, dit-on, l'eau est contraire à ceux qui mangent du fruit : abus ! On boit beaucoup d'eau en France, en Espagne & en Portugal ; & cependant on y mange du fruit pendant tout l'été, sans qu'il en arrive aucun inconvénient.

D'ailleurs l'eau conserve les dents belles & toujours blanches ; elle est bonne contre la goutte, les fluxions, le mal de tête, l'épilepsie, l'obscurcissement de la vûe, l'asthme, la mélancholie, la galle & le scorbut.

Le Sucre.

Le sucre est un suc exprimé de ro-

seaux qu'on appelle cannes à sucre.
Ces cannes croissent assez abondamment en certains endroits
des Indes, chaque roseau s'éleve à
la hauteur de cinq à six pieds, & est
dans toute sa longueur partagé de
quantité de nœuds, d'où sortent
ses feuilles qui sont longues, étroi-
tes & verdâtres.

La douceur de ce suc vient de
la juste combinaison & de l'étroite
union des particules salines & sulphureuses dont il est composé; mais
il a besoin de plusieurs préparations avant d'être aussi blanc &
aussi fin que celui dont nous nous
servons.

Le sucre est plus ou moins mé-
dicinal, relativement à sa finesse;
le plus brun est le plus doux, parce
u'il contient plus d'huile qui le

fait mieux prendre , & rester plus
long-temps sur la langue : cette
espéce, qu'on connoît assez vulgairement sous le nom de casson-
nade , est la plus relâchante & la
plus convenable pour mettre dans
les lavemens. Le sucre rafiné est
plus astringent , mais il convient
mieux , & est très-salutaire aux
personnes chargées de pituite,
parce qu'il fait cracher. Il est aussi
très-bon dans le rhume, il adoucit
l'acrimonie des humeurs de la
poitrine , & attenue les matiéres
visqueuses , épaisses & grossiéres.

*De la préparation des alimens.
Observations sur les avantages
de la sobriété.*

Avant de pouvoir faire usage de
quelque grain que ce soit , il le
faut d'abord faire sécher , nétoyer

&

& moudre ou réduire en farine, on détrempe ensuite cette farine dans de l'eau, pour en faire une pâte qu'on laisse fermenter, & qu'on fait cuire ensuite le tout selon les vûes qu'on se propose & les régles de l'art ; on en fait, par ce moyen, un aliment plus ou moins nourrissant, & capable de réparer les pertes continuelles du corps humain.

Si-tôt que la farine est détrempée dans l'eau, pétrie & bien amalgamée en forme de pâte ; pour peu qu'elle soit exposée à un air chaud, elle commence à se gonfler, répand une odeur de sûr, & contracte un goût acide : c'est ce qu'on appelle fermentation, opération dans laquelle la pâte perd tout ce qu'elle a de glutineux, de

vient friable, & se mêle plus intimement avec l'eau. L'expérience
nous apprend que de tous les alimens, ceux qui se diſſolvent le
plus promptement dans l'eau, ſont
les plus aiſés à digérer ; & que
ceux au contraire qui n'ont point
une diſpoſition naturelle à s'incorporer avec ce fluide, ne paſſent
qu'avec beaucoup de peine, & ce
n'eſt que pour cette même raiſon,
que toutes ſortes d'alimens gras &
onctueux ſont très-difficiles à digérer, & n'acquiérent qu'avec peine
un dégré convenable d'aſſimila-
tion avec nos humeurs.

Pour prévenir les progrès de la
fermentation, dont l'odeur & le
goût ſeroient auſſi nuiſibles qu'in-
ſupportables, on fait cuire cette
pâte lorſqu'elle eſt *levée* juſqu'à un

degré convenable. Par ce moyen, elle perd l'humidité dont elle est surchargée , & se débarrasse en même temps des vapeurs ni- treuses & acides que la fermenta- tion avoit occasionné. C'est ainsi que le pain exposé à la chaleur du four , se gonfle d'abord insensible- ment, se dessèche ensuite, s'affer- mit , & devient enfin bon à man- ger.

Lorsque d'une pâte ainsi prépa- rée on n'a fait que de petites ga- lettes , & qu'on les expose une se- conde fois à la chaleur du four , on fait par ce moyen, ce qu'on ap- pelle du *Biscuit*, qui, pour peu qu'on le puisse garantir des mittes & autres insectes , se conserve pen- dant des années entiéres dans les pays chauds & humides , même jusques sous l'équateur. Ce pain ou *biscuit* trempe parfaitement dans l'eau malgré sa dureté, sans être aucunement glutineux, pourvû cependant qu'il soit bien fait, & qu'il soit pétri de bonne eau ; on pourroit même dire que l'eau seule en fait toute la qualité. En effet toutes choses égales d'ailleurs, on fait quelquefois du *biscuit* si noir & si mauvais, qu'on ne peut s'imaginer qu'il soit de la même farine. Sans être mieux boulangé qu'ailleurs, & avec la farine de ce pays qui n'est pas non plus des meilleures, *Cherbourg* en *basse Normandie* sur la *Manche*, est peut-être de tous les ports de mer celui où on le fait meilleur ; il y est d'un blanc à éblouir, & trempe aussi vite & aussi bien que le meilleur pain mollet. Lorsque le biscuit a cette qualité, on peut dire qu'il est plus sain, ou, pour le moins, autant, que quelque pain que ce soit.

Ceux qui ne vivent que de gâteaux, transpirent au moins une livre par jour, moins qu'ils ne feroient, s'ils vivoient autrement.

Les différentes méthodes de préparer les alimens tirés des animaux, consistent d'abord à bien battre la viande, pour la rendre plus tendre, plus succulente & plus aisée à digérer. Par ce moyen ses sucs s'extravasent, & se distribuent dans tous les vaisseaux, & dans tout le tissu cellulaire qui remplit l'interstice des fibres.

C'est aussi une très-bonne méthode d'exposer pendant quelque temps la viande à l'air, elle en devient meilleure, plus tendre & si aisée à digérer, qu'on peut impunément manger la moitié davantage de viande gardée pendant un certain temps, que d'autre qui seroit toute fraiche tuée. Au moyen de cette précaution les sucs de la viande commencent à fermenter, & se disposent à la putréfaction : ses humeurs deviennent plus volatiles, ses sels plus actifs & ses parties solides plus tendres.

On parvient au même but en fatigant l'animal avant de le tuer, ou en le faisant chasser, si on en a la commodité ; c'est pourquoi le gibier qu'on a chassé long-temps, & qu'on n'a réduit qu'après un long exercice & beaucoup de fatigue, est infiniment meilleur que les autres animaux de son espéce qu'on

nourrit & qu'on tue chez soi, à cause de sa délicatesse & de son haut
goût.

La viande bouillie dans l'eau
donne toute sa vertu & toute sa
force au bouillon, de sorte que si
on la change plusieurs fois d'eau,
& qu'on la fasse toujours bouillir,
on en peut tirer tout ce qu'elle a
de flatteur & de nourrissant, & la
réduire à une masse aussi insipide
qu'inutile, au lieu que le bouillon
aura toutes les qualités de la
viande.

Lorsqu'on fait rôtir la viande à
feu nud, il s'y forme une croûte
rousseâtre qui concentre tous ses
sucs, alors extravasés & mis en
mouvement par l'action du feu, &
qui tendent fortement à s'alcaliser. La viande devient par ce

moyen de meilleur goût, plus séche & plus aisée à digérer. C'est ainsi qu'un feu ouvert opére en peu
detemps le même changement sur
les sels & les sucs de la viande,
qu'une chaleur modérée le pourroit faire en plusieurs jours. La
viande rôtie entretient mieux la
transpiration, que la viande bouillie.

On prépare aussi la viande en
la faisant frire sur le feu dans une
poëlle avec du beurre, de l'huile,
ou quelqu'autre substance grasse.

Mais cette façon de cuire la
viande la rend très-difficile à digérer, & mauvaise pour les estomacs
foibles dans lesquels elle s'aigrit
promptement ; c'est pourquoi ces
fortes de mets font un poison des
pus mauvais pour les personnes

fiévreuses, & ne doivent entrer
pour rien dans leur régime, parce
que la viande ainsi préparée demande pour être digérée une chaleur beaucoup plus grande, que si
on l'avoit faite bouillir. On sçait par
expérience qu'il faut six cens degrés de chaleur pour faire bouillir
l'huile, au lieu qu'il n'en faut que
deux cens douze au thermometre
pour faire bouillir l'eau. De sorte
que les particules salines & huileuses de la viande, ne deviennent
que plus âcres par une chaleur si
violente.

Disons maintenant quelque
chose des différens ingrédiens
qu'on employe dans les sauces,
soit pour aiguiser l'appétit, pour
faciliter la digestion, ou pour rendre les alimens plus délicats &

plus agréables au goût ; à cet effet
on y fait entrer toutes sortes de
sels dont la plûpart sont acides ,
tels que le vin, le vinaigre , le
suc de citron , de limon , d'oranges , &c. Ce ne sont cependant là
que des acides doux qui réveillent
l'appétit aux estomacs foibles , &
empêchent que les alimens ne s'y
corrompent , & n'occasionnent
des indigestions , qui , sans ce secours , ne sont que trop fréquemment occasionnées par les alimens
huileux & gras ; ce n'est pas non-
plus en augmentant la fermentation dans l'estomac qu'ils donnent
de l'appétit : mais plutôt parce
qu'ils facilitent la digestion , en
empêchant les alimens de se corrompre dans l'estomac pendant le
temps qu'il employe à les tra-

vailler , & à les digérer.

Le vinaigre est un sel volatil formé à la suite de plusieurs fermentations répétées. Son acidité est douce & agréable , & ne peut cailler aucun fluide animal , excepté le lait , quelqu'opinion que le vulgaire en ait ; au contraire il délaye , & attenue les fluides : corrige , & empêche la putréfaction des humeurs : & fortifie , & augmente le ressort des solides. On l'estime unanimement , comme un des plus grands remédes , pour prévenir l'infection de la peste ; enfin son odeur résiste , & chasse l'infection de toutes sortes de maladies.

Les aromatiques & épices sont des substances également tirées des végétaux , mais qui surpassent

toutes les autres par leur force, par
l'agrément de leur odeur & de leur
goût, & enfin par les différentes
impressions qu'elles laissent sur la
langue.

Notre climat nous en fournit
quelques-uns, tels que la racine
d'angélique, l'auronne, &c. auxquels on peut également donner
le nom d'aromatiques comme au
poivre, au gingembre. On nous
les apporte cependant la plûpart
des pays étrangers.

Tous ces aromats sont chargés
d'une huile subtile qui renferme
toute la force de ces végétaux. Ce
n'est que par ce principe qu'ils
font de si grandes impressions sur
les nerfs, qu'ils aiguillonnent les
parties solides, & qu'ils augmentent la force & la vîtesse des vi-

vibrations & des contractions ; c'est pourquoi l'on dit qu'ils sont chauds , parce qu'en augmentant l'action des solides & le mouvement des fluides qui y sont contenus , ils augmentent nécessairement la chaleur.

Si l'on met un thermomêtre dans un monceau de poivre, l'on n'y appercevra pas le moindre degré d'augmentation de chaleur : & si l'on met du poivre sur un corps mort, il n'y excitera pas la moindre chaleur , & ne l'échaufera pas plus qu'il l'étoit auparavant. Mais si l'on en fait prendre à quelqu'un , il aiguillonne les solides, augmente l'action des vaisseaux qu'il met en contraction , & accélere le mouvement du sang , d'où s'en suit nécessairement une plus gran-

de chaleur. A toutes ces épices,
l'on peut ajoûter mille façons d'af-
faifonner, qui fe multiplient tous
les jours au gré du caprice pour
entretenir toujours de nouveaux
aiguillons à notre gourmandife, &
que la fenfualité fait enfuite paffer
comme les meilleures fauces ; tel
étoit le *garum* fi vanté des Romains qui étoit une marade faite
du foix d'un certain poiffon, af-
faifonné avec le fel le plus fort
qu'ils puffent trouver, qu'ils laif-
foient mariner enfemble : le *cavia-
re* des Ruffiens qu'ils faifoient avec
la laitte d'un autre poiffon, les *an-
chois* & mille autres femblables
drogues, qui ne doivent leur excellence qu'au fel marin & aux
épices, dont on fe fert pour les
garantir de la corruption.

Paſſons maintenant aux avantages de la ſobriété.

Dieu n'avoit d'abord permis à
nos premiers peres, que les fruits
de la terre pour leur nourriture.
Ecce dedi vobis omnem herbam af-
ferentem ſemen ſuper terram, &
univerſa ligna quæ habent in ſe-
met ipſis ſementem generis ſui, ut
ſint vobis in eſcam, & cunctis ani-
mantibus terræ, omnique volucri
cœli, & univerſis quæ moventur
in terrâ, & in quibus eſt anima vi-
vens, ut habeant ad veſcendum.
Gen. Chap. 1. Verſ. 29. 30. Et ce
ne fut que par compaſſion pour
notre fragilité qu'il permit enſuite à Noë de manger de toutes ſortes d'animaux. *Et terror veſter ac*
tremor ſit ſuper cuncta animalia ter-
ræ, & ſuper omnes volucres cœli,

cum universis quæ moventur super terram : omnes pisces maris manni veſtræ traditi ſunt. Et omne quod movetur & vivit, erit vobis in cibum : quaſi olera vir etiam tradidi vobis omnia. Gen. Chap. ix. Verſ. 2. 3. On ſçait cependant qu'il s'eſt encore trouvé pluſieurs peuples qui, long-tems après ces premiers tems, ne ſe ſont nourris pendant toute leur vie que de fruits & d'eau ſeulement. Il s'eſt même trouvé des Nations entiéres aſſez reſervées, pour ſe contenter de cette frugalité.

Les anciens Philoſophes, que les Grecs appelloient *Gymnoſophiſtes*, parce qu'ils alloient tout nuds, & qu'*Hérodote* vante tant pour leur antiquité, leur profonde ſageſſe & leur morale, ne vivoient

d'autres

d'autres choses que de fruits & de
légumes, & des humeurs superflues de quelques animaux comme
les œufs, le lait, le miel, &c, Et
jouissoient d'une santé parfaite &
d'une entiére vigueur malgré tant
de retenue. Il semble au contraire
que cette frugalité prolongeoit
leurs jours, & disposoit leur esprit à la contemplation des merveilles dont ils faisoient leur étude, & à tous les progrès dont ils
enrichissoient leurs connoissances.
Enfin sans nous égarer si loin dans
l'antiquité, nous trouvons dans
des siécles moins reculés & plus ra-
prochés du nôtre, quantité d'exemples de Religieux & d'Hermites,
qui, soit pour se souftraire à la tyrannie de leurs persécuteurs, ou
pour mériter la récompense d'une

vie plus auſtére, ſe ſont enfoncés
dans des déſerts incultes, où,
avec de ſimples racines ſeulement
& l'eau qu'ils trouvoient dans leur
retraite, ils ont vécu long-temps
en bonne ſanté, malgré les rigueurs de leur vie pénitente.

Tous les habitans de la côte
d'*Aſie*, depuis *Balſora* juſqu'au
Gange, eſpace de plus de mille
lieues de longueur, n'ont que des
plantes pour toute nourriture; les
Braſiliens autrefois ſi robuſtes, qui
avant de connoître les *Européens*,
croiſſoient quelqufois juſqu'à ſept
pieds de haut, ne vivoient que de
maïz, de ſucre & d'oranges. Mais
depuis qu'au mépris de leur frugalité, ils ſe ſont abandonnés à la
coutume des *Européens*, ils ſont
devenus, comme nous, ſujets à

mille maladies qu'ils ne connoif-
foient point auparavant.

Les anciens Philosophes tels
que *Platon* , *Socrate* , &c. sont
parvenus à une extrême vieilleffe ,
moyennant la frugalité & la fobriété dont ils se faisoient une régle. L'on entend encore tous les
jours les Philosophes modernes ,
prêcher l'abstinence pour ceux qui
sont soigneux de leur conservation
& jaloux de leur santé. L'exemple
de *Cornaro*, noble *Vénitien*, qui, par
la régularité de son régime de vie,
est parvenu à l'âge de cent vingt
ans, nous est une preuve incontesta-
ble & des plus évidentes de l'efficacité de la tempérance & de la fobriété, pour parvenir à une extrême vieilleffe, & conserver fa santé.

Un homme de Lettre , charmé

des beaux dehors & de l'agréable
perspective d'un camp, eut la cu-
riosité d'en tirer un plan, il fut surpris sur ces entrefaites, saisi comme espion, & sous cette qualité
fut renfermé dans une prison sou-
terraine, où pendant plusieurs mois
on ne lui servit pour toute nourriture que des féves & de l'eau. Ce
régime lui déplu fort, & l'incom-
moda beaucoup pendant les premiers temps de sa captivité ; mais
insensiblement, il s'y accoutuma
si bien, qu'il a souvent dit, après
avoir recouvert sa liberté, qu'il ne
s'étoit jamais si bien porté, & n'a-
voit jamais eu tant d'empire sur
ses sens, que pendant son confi-
nement où il avoit été réduit à un
régime si grossier.

On voit assez fréquemment des

perſonnes ſe borner pendant des
années entiéres au ſeul uſage du
lait, pour prévenir les retours de
la goutte. *Calanus* le *Gymnoſophiſte*
n'en cédoit à aucun des Grecs,
ni pour la vivacité de ſon entendement, ni pour la ſubtilité de ſon
génie; & cependant, il ne vivoit
que de pain & d'eau.

Les exemples précédens nous
prouvent ſenſiblement l'utilité &
les avantages d'un genre de vie ſobre & bien réglée: & comme per-
ſonne ne connoît aſſez parfaitement l'œconomie animale, pour
pouvoir déterminer la quantité
d'alimens néceſſaires à un chacun pour ſe maintenir en ſanté,
& fournir à tous les beſoins de la
vie; il paroît aſſez raiſonnable de
penſer que les perſonnes qui ſont

beaucoup d'exercice , & qui , par
état ou par besoin, se livrent continuellement à des travaux pénibles,
doivent à proportion boire & manger plus copieusement; & que celles au contraire qui mènent une vie
oisive & sédentaire, ne se doivent
livrer à l'un ou à l'autre qu'avec
beaucoup de réserve & de circons-
pection.

Hippocrate pensoit que les
vieillards avoient besoin d'une
moindre quantité d'alimens que
les jeunes gens ou les enfans , &
que c'étoit une bonne maxime
d'en diminuer tous les ans la quantité , à mesure que l'on avance en
âge ; & il dit que ce n'étoit que
par la pratique de cette observation que le fameux *Cornaro* , dont
nous avons parlé , étoit parvenu

au point de conserver pendant si long-temps sa vie & sa santé.

Une personne en bonne santé se doit toujours lever de table avec un peu d'appétit, & l'on mange toujours trop, lorsqu'on écoute sa gourmandise jusqu'au point de dilater son estomac, dont la plénitude nous cause une certaine inquiétude, & nous embarrasse pour peu qu'elle s'étende assez pour comprimer & géner le diaphragme. Enfin lorsque l'esprit ou le corps sont après le repas moins capables d'exercer leurs fonctions qu'ils ne l'étoient auparavant, c'est-à-dire, lorsqu'après avoir mangé, l'on ne peut, comme à son ordinaire, remplir les devoirs de son état, soit pour l'étude ou pour le travail, l'on a sûrement passé les

bornes de la sobriété, enfin l'on a
trop mangé. (*)

(*) *Pone gulæ metas, ut sit tibi longior*
    ætas ,
Ut Medicus fatur : parcus de morte levatur.
                    Sch. Sal.

CHAPITRE III.

Régime de vivre conforme à chaque tempérament, & qu'il convient de faire observer dans les maladies, auxquelles les différens tempéramens nous rendent sujets.

Avant que d'entrer en matiére, nous devons observer qu'il y a en général des maladies simples, d'autres composées ou compliquées de différens symptômes. Dans la cure des premieres, les Médecins & le malade doivent se conformer, pour ainsi dire, au génie de la maladie. Dans la cure re des autres , au contraire , le Médecin doit être attentif à ce qui paroît mettre le plus la vie du malade en danger. Un détail raisonné sur toutes ces circonstances, suppo-seroit de plus grandes connoissances en Médecine , qu'il ne s'en trouve ordinairement dans la plûpart des Lecteurs , pour lesquels ce traité est particuliérement destiné ; nous nous en abstiendrons donc ici pour ne pas passer les bornes que nous nous sommes prescrits , & nous ne nous arrêterons qu'à ce qui peut être d'une utilité plus prochaine & plus ordinaire.

Du relâchement des fibres.

Quantité de maladies à la plû-part desquelles les Médecins n'ont encore point donné de nom , doi-vent leur origine à la foiblesse &

au trop grand relâchement des fibres. On observe ordinairement dans ces maladies quelques-uns, & même assez souvent plusieurs des symptômes suivans : sçavoir, le *teint pâle*, le *poul foible*, des *palpitations de cœur*, de la *molesse*, de la *lassitude*, des *courbatures*, de la *bouffissure*, des *taches scorbutiques*, &c. C'est se tromper grossiérement de croire qu'une personne maigre soit plus foible qu'une plus grasse. En effet quoique les chairs ayent peu de volume, les fibres qui les composent, peuvent être très-fortes & très-élastiques. L'expérience journaliére nous en fournit continuellement des preuves. L'on voit tous les jours des personnes maigres, porter & soûtenir des faix très-pefans, fous lefquels de plus graffes fuccomberoient infailliblement; & des *fquélettes*, s'il eft permis de parler ainfi, renverfer des géans. Les perfonnes foibles doivent néanmoins éviter toutes fortes d'évacuations trop abondantes & extraordinaires, & particuliérement les faignées trop fréquentes; s'abftenir d'alimens vifqueux & difficiles à digérer; ne point mener une vie trop fédentaire, & fe mettre à couvert des injures d'un air trop humide. Elles doivent manger peu & fouvent, choifir des alimens nourriffans & de facile digeftion, tels que le lait, les potages & les gélées de viande; elles doivent autant qu'il leur eft poffible, ne boire que de bon vin trempé d'un peu d'eau. Les fruits acides, tels

P ij

que sont les coings , les grenades,
les berberis , les néfles , l'ozeille ,
le pourpier , la pimprenelle , les
câpres , &c. autant que l'estomac
les pourra supporter , sont fort salutaires à ces sortes de tempéramens.

De la trop grande rigidité des fibres.

Les personnes dont les fibres
sont trop fortes & trop élastiques ,
ont le corps dur , sec & ferme ,
elles ont les muscles tendus , le
pouls fort, & sont en conséquence
sujettes à beaucoup de maladies
inflammatoires. Pour les prévenir
& remédier en même temps à
leur constitution présente , elles
doivent observer un régime émollient, léger & rafraîchissant. La
chair , les sucs , les gélées , les

émulsions & décoctions de fraises, d'oranges, de citrons, de pommes, de poires, de pêches, de mûres, d'abricots, de groseilles, de raisins & de figues, remplissent parfaitement ces indications. Ces sortes de tempéramens se trouvent aussi fort bien de l'usage des consommés & autres semblables alimens ; les viandes salés, au contraire, & les assaisonnemens de haut goût leur sont nuisibles, ainsi que les liqueurs spiritueuses & les exercices trop violens. L'eau, la tisanne orgée ou le petit-lait doivent faire toute leur boisson : les bains d'eau tiéde leur sont aussi fort salutaires, ce qu'ils reconnoissent fort sensiblement par le relâchement subit qu'ils occasionnent dans toutes leurs fibres.

Des tempéramens plétoriques.

Les signes caractéristiques de
cette sorte de tempérament, se
manifestent aux yeux. Il y a cependant très-peu de gens qui fassent attention à tous les dangers
auxquels il nous rend sujets. Cette
constitution vient ordinairement
d'une forte digestion, du défaut
d'exercice, de trop dormir, & de
la suppression des évacuations ordinaires, particuliérement de celles de la transpiration. On n'y peut
mieux remédier, que par une méthode contraire à ce qui peut l'a-
voir occasionnée. Les personnes
pletoriques sont sujettes à des suppressions subites de la circulation,
& conséquemment exposées au
danger de la suffocation, de la

rupture des vaisseaux, & même d'une mort subite, qui est encore plus à craindre. Une trop longue abstinence leur est contraire, parce qu'elle peut épaissir les fluides, & interrompre ou gêner le cours de la circulation. Une erreur encore plus préjudiciable & plus fatale à ces sortes de tempéramens, c'est l'usage des fréquentes saignées, quoique légéres : cette dangereuse pratique augmente la force & le ressort des vaisseaux, & entretient conséquemment la cause de cette maladie. Les personnes de ce tempérament doivent s'abstenir scrupuleusement de toutes sortes d'alimens gras, onctueux & trop nourrissans, & préférer, s'il leur est possible, les légumes à toutes sortes de viande.

P iv

Le poisson leur convient encore assez, parce qu'il nourrit moins que la viande. C'est pour cette raison que l'on voit ordinairement tant de personnes maigrir en Carême.

Des tempéramens sanguins.

On connoît les personnes de ce tempérament à la couleur rouge & vermeille de leur visage. Quoiqu'elles paroissent d'ordinaire fortes & vigoureuses, elles sont néanmoins sujettes à quantité de fâcheuses maladies, telles que sont des hémorragies, des inflammations, particuliérement aux poulmons, des abscès & des affections scrophuleuses. Les personnes sanguines doivent éviter tout ce qui peut augmenter & accélérer la circulation du sang, comme, les

trop grands exercices soit à pied, ou
à cheval. Les acides , tels que le
vinaigre , les fruits mûrs , les liqueurs spiritueuses , les petits vins
chargés de quelques principes huileux & de beaucoup de tartre, le
lait , le lait de beurre , l'ozeille &
quelques autres plantes dont l'acidité se manifeste au goût, leur sont
très-salutaires. Elles doivent , au
contraire, s'abstenir de tout ce qui
est chargé de sels âcres, & de principes huileux trop exaltés , comme la moutarde , les oignons ,
l'ail , la canelle , le macis ,
la muscade , le girofle , le poivre & le gingembre ; toutes ces
drogues ne font qu'augmenter le
mouvement des fluides & le ressort des solides , d'où s'ensuivent
quantité de maladies inflammatoi-

res. Elles ne devroient par la même raison faire aucun usage de thym, de romarin, de marjolaine, de menthe, ni de fenouil. Tous ces aromats, quelqu'utiles qu'ils puissent être dans d'autres circonstances, sont trop chauds & trop stimulans pour de semblables tempéramens.

Des personnes sujettes aux aigreurs.

Cette indisposition est ordinairement accompagnée de rots & de rapports aigres, de douleurs de colique : les excrémens & la sueur sont aigres : le visage est pâle & le pouls petit. Ces aigreurs s'engendrent d'abord dans l'estomac & dans les intestins, d'où elles se communiquent au sang & à toutes les humeurs. Ceux qui y sont sujets, doivent éviter l'usage immodéré

des acides, ou de toute autre subf-
tance qui ait quelque difpofition à
fe rancir, & à s'aigrir, tels que les
fruits, les légumes farineux, les
vins tartareux, l'ozeille & les autres
plantes de même nature. Ces perfonnes doivent préférer pour leur
nourriture des alimens tirés des
animaux, plutôt que des végétaux;
parce que ces premiers, par leur
alcalefcence, font moins difpofés
à fe rancir que les derniers. Le
grand exercice leur eft très-falutaire; le travail procure d'ordinaire
une bonne & prompte digeftion,
qui fuffit pour corriger l'acidité des
alimens. Quand les enfans à la mamelle font fujets à cette indifpo-
fition, on y peut remédier en fai-
fant obferver un régime convenable à la mere ou à la nourrice. Il

survient quelquefois des éruptions à la peau qui peuvent avoir pour cause l'alcalescence, ou l'acidité du sang & des humeurs. Pour en connoître la différence, & pouvoir y remédier avec plus de sûreté, il faut faire attention au régime précédent & aux circonstances présentes. Les enfans sont fort sujets à ces sortes d'éruptions, lorsqu'on leur laisse trop manger de fruit, particuliérement s'il n'est point assez mûr. Cette circonstance indique qu'elles viennent de l'acidité des humeurs, c'est pourquoi il faut chercher à y remédier par l'usage de quelques sels alcalis tirés des animaux.

Des tempéramens où les alcalis dominent.

On connoît cette indisposition

par la chaleur brûlante & l'altération du malade qui a la langue &
le palais couverts de chancre ; par
les rots nidoreux, des foiblesses,
des vomissemens, des selles bilieuses d'une odeur cadavéreuse
& des douleurs de ventre.

Cette situation est non - seulement une disposition à des maladies putrides & inflammatoires ;
mais elle produit encore souvent
des éruptions cutanées, livides &
noirâtres, appellées communément, scorbut sec. Il faut en ce
cas s'abstenir scrupuleusement de
toutes sortes d'alimens alcalis ou
alcalescens, tels que les viandes d'animaux de quelque espéce
qu'ils soient, plus particuliérement cependant, d'oiseaux car-
naciers qui sont naturellement

plus alcalins que les autres , tels font la plûpart des oiseaux aquatiques , comme les bécasses , bécassines & autres vulgairement appellés *petits-pieds*. Les personnes , dont les humeurs ont quelques dispositions à s'alcalifer , doivent choisir des alimens acides , & s'abandonner entiérement à ce régime , les fruits mûrs , quelques liqueurs spiritueuses , de bons vins tartareux , & toutes sortes de substances farineuses, pourront en faire les frais ; mais sur-tout, qu'ils prennent garde de se livrer à de trop grands exercices , & d'être trop long-temps sans manger : l'un & l'autre entretiendroient leur maladie , & pourroient les y disposer , quand même ils n'en ressentiroient encore aucunes atteintes.

Les personnes d'un tempérament plétorique sont fort sujettes
à cette indisposition, qui leur est
plus dangereuse que si elle venoit
de quelque acidité; parce que la
bile, qui est un des plus puissans *an-
ti-acides* , peut occasionner tous
les différens symptômes des fiévres malignes & pestilentielles ,
lorsqu'elle est devenue trop exaltée
& trop acrimonieuse.

Des tempéramens flegmatiques.

Les personnes de ce tempérament ont souvent des maux d'estomac , sentent une espéce de plénitude sans avoir mangé , & des
raports cruds , sont sans appétit ,
rottent, vomissent, pour ainsi dire, la pituite en maniere de flu-
mes, ont le bas ventre plein &

gonflé, & quelquefois de la peine à respirer. Lorsque les enfans pâlissent, & ont le ventre tendu, cas assez ordinaire aux rachitiques: on peut assûrer que les orifices des vaisseaux lactés sont bouchés d'une espéce de *Mucus* visqueux, qui interrompt le passage des sucs nourriciers. On doit éviter, en ce cas, l'usage de toute sorte d'alimens farineux & visqueux. La saignée ne devient alors utile que dans des cas pressans : on doit éviter les sueurs avec la même précaution, l'un & l'autre dépouillent les fluides de ce qu'ils ont de plus subtil, laissent le plus grossier, & augmentent par conséquent la maladie. Le régime le plus convenable, en pareil cas, se doit tirer d'alimens capables d'alcaliser les humeurs,

humeurs, tel est l'usage de toutes
sortes de viandes en général, des
coquillages, des asperges, du persil, du céléri, de l'ail, des rocam-
boles, des échalottes, du cresson,
des raves, de la moutarde, des
poireaux, du thym, du romarin,
de la sariette, du basilic, de la
marjolaine, & généralement de
tout ce qui peut exalter les principes de la bile, parce que les tempéramens flegmatiques, & les bilieux sont directement opposés &
contraires l'un à l'autre. Il faut
aussi faire observer un régime plus
chaud aux enfans d'un tempérament flegmatique, qu'on ne le feroit en toute autre circonstance.
Les liqueurs spiritueuses & de bon
vin, capables d'accélérer le mouvement des fluides, sont la boisson

Q

la plus convenable à ces sortes de tempéramens.

De la trop grande fluidité du sang.

Ceux qui sont attaqués de cette indisposition , sont ordinairement fort altérés , maigres , & perdent beaucoup par les sueurs , les urines & les selles. Il n'y a point de régime plus convenable dans cette indisposition , que celui qui a été prescrit contre la foiblesse & le trop grand relâchement des fibres, *pag.* 169. *& suiv.* Tel est l'usage des coings , des grenades , des berberis & autres fruits astringens. On s'est souvent bien trouvé, en pareilles occasions, du lait bouilli avec le ris. Enfin dans cette maladie , on doit préférer les alimens solides aux liquides, maxime aussi conforme à la raison qu'à l'expérience.

Des personnes grasses & replétes.

Les personnes grasses doivent
manger & dormir peu, & prendre
beaucoup d'exercice ; c'est le
moyen le plus sûr & le plus naturel d'éviter les maladies auxquelles elles sont sujettes. L'usage d'a-
limens un peu astringens, & chargés de sels piquans & âcres, tels
que la moutarde, les raiforts,
l'ail, les oignons, les épices, les
plantes aromatiques, & les assaisonnemens de haut goût leur est
aussi fort salutaire, & peut contribuer à leur soulagement ; mais il
excite la soif, & fait souvent trop
boire, ce qui est un autre inconvénient, parce que selon le sentiment unanime de tout le monde

en général , l'excès des liqueurs
occasionne un relâchement extraordinaire , & détruit entiérement le ressort des solides. Il paroît donc plus prudent de préférer l'usage des alimens astringens,
tel que nous l'avons indiqué ci-
devant pour les personnes dont les
fibres sont trop relâchées, *pag.* 169.
& suiv. Parce que en général les
personnes grasses sont dans le même cas , & sujettes conséquemment à toutes les indispositions
qui peuvent venir du trop grand
relâchement des fibres. On peut
aussi , fort à propos , faire quelques
frictions avec de l'étoffe un peu
chaude. Elles excitent la transpiration, & diminuent par ce moyen
l'embonpoint. Quoique en ce
cas on doive éviter scrupuleuse-

ment toutes sortes d'alimens gras;
on peut cependant user de quelques sustances savonneuses chargées d'huiles & de sels ; tels sont le miel, le sucre & les fruits mûrs. Il n'y a point de boisson plus convenable aux personnes replettes que les vins légers. Elles peuvent aussi se servir de thé & de caffé qui sont pour eux de très-bons délayans. Mais les liqueurs huileuses & spiritueuses, de même qu'un air trop humide, relâchent les fibres, arrêtent la transpiration, & augmentent conséquemment leur indisposition.

Des tempéramens mélancoliques &
atrabilaires.

Les personnes de ce tempérament ont ordinairement le teint noirâtre, la peau séche & aride ,

sont maigres , & ont l'esprit vif &
pénétrant. Les délayans , particuliérement l'eau imprégnée de
quelque sel pénétrant , actif & détersif, leur sont fort salutaires , de
même que les rafraîchissans, & tout
ce qui peut entretenir le corps libre & dissoudre la bile. Tels sont
les tisannes d'orge , le petit-lait ,
les fruits mûrs , les herbes pota-
géres , émollientes , particulié-
ment la laituë , la chicorée & la
dent-de-lion. Rien ne convient
mieux aux personnes mélancoliques, que le miel ; mais elles doivent s'abstenir de tout ce qui
échauffe , de ce qui augmente la
transpiration , & est chargé de
sels âcres ou d'huile volatile. Ils
doivent éviter avec la même précaution toutes sortes d'alimens

viſqueux & difficiles à digérer, tels que les viandes fumées, & généralement tout ce qui peut épaiſſir les humeurs. Enfin le malade doit ſe faire un principe d'obſerver, en ce cas, comme en tout autre, un régime directement oppoſé à l'eſpéce d'acrimonie qui cauſe, & entretient ſa maladie.

Du mouvement defectueux des humeurs.

Outre ce que nous avons dit pour la direction de chaque tempérament en particulier, il faut faire attention que les fluides peuvent être viciés ſuivant les différens degrés de leur mouvement, également que par rapport à leurs qualités. Ils peuvent circuler trop lentement, ou avec trop de ra-

pidité , & quelquefois être entiè-
rement arrêtés. Quand la circulation eſt trop lente , il faut ſans balancer recourir à quelques remédes chargés de ſels âcres & actifs ,
tels que la moutarde , les raiforts ,
l'ail , les oignons & différens autres
aromats ; enfin l'on doit agir conformément à ce que nous avons
preſcrit ci-devant pour les perſonnes replettes & phlegmatiques. Lorſqu'au contraire , le
ſang circule avec trop de vîteſſe ,
l'on doit ſe conformer au régime
preſcrit pour les perſonnes d'un
tempérament bilieux , chaud &
alcalin. Quoiqu'un régime ra-
fraîchiſſant , chaud & délayant
ſoit le plus convénable dans
les obſtructions & les engorge-
mens inflammatoires , & que les
subſtances

substances salines, en général, irritent, & augmentent les inflammations; il se présente néanmoins
quelquefois des circonstances, dans
lesquelles il paroît à propos d'atténuer le sang, au moyen de quelques sels volatils, pour pouvoir
mieux lever, & débarrasser les
obstructions; mais il y faut bien
réfléchir auparavant, parce qu'il
est certain que les remédes stimulans augmentent l'inflammation,
lorsqu'ils ne détruisent pas entiérement l'obstruction. Dans les tumeurs froides, lorsqu'on se propose de dissiper & d'atténuer, il
faut employer un régime délayant
& stimulant; tel que sont les substances savonneuses chargées de
sel & d'huile.

R

Des plaies.

Dans les plaies récentes, les alimens doivent être doux, faciles à
digérer, & capables, non-seulement d'empêcher la putréfaction
des humeurs, mais de les rendre
onctueuses & balsamiques. Lorfqu'une fois la suppuration est bien
établie, ils doivent être un peu
plus chauds, & pris en plus grande
quantité pour procurer, & entretenir la putréfaction. Lorsqu'il s'a-
git de cicatriser une plaie, ou un
ulcère, il faut faire observer au
malade un régime capable de
permettre l'alongement des fibres
fans qu'elles se brisent, sans ce secours on ne peut espérer une bonne cicatrice. Il est donc à propos,
& même nécessaire de faire chan-

ger de régime pendant le traitement des ulcères, selon que les fibres sont plus ou moins relâchées,
deviennent trop flasques ou trop
rigides, & produisent des callosi-
tés, &c. Dans le premier cas, le
vin & les autres liqueurs spiritueuses sont fort salutaires, mais très-
préjudiciables, au contraire, dans
le second.

Après avoir observé les différens régimes convenables à chaque tempérament, par rapport
aux maladies auxquelles ils sont
sujets, nous allons maintenant
examiner ceux qui conviennent le mieux dans les différentes maladies qui arrivent le
plus souvent. Ces maladies sont
aigues ou chroniques. Nous commencerons par les premieres

dont les plus considérables sont les fiévres.

Des fiévres & de leurs différens symptômes.

Les maladies n'étant, à proprement parler, qu'un assemblage de différens symptômes, qui tous ensemble constituent telle ou telle indisposition, nous allons parcourir en peu de mots ceux des fiévres, & marquer le régime qui convient à chacun d'eux. Il est de la derniere importance d'observer un régime convenable au commencement d'un accès de fiévre, où toutes sortes de cordiaux & de stimulans sont absolument nuisibles : les premiers agissent avec trop de force sur le ventricule droit du cœur, & poussent le sang avec trop d'impétuosité vers les poul-

mons ; les autres reſſerrent les vaiſſeaux, & ne peuvent, par conſé-
quent, qu'augmenter ce ſymptô-
me ; pendant tout le friſſon, rien
n'eſt plus ſalutaire que l'eau, elle
délaye & relache tout à la fois,
& doit conſéquemment faire finir
l'accès, & exciter au malade une
ſueur beaucoup plus prompte &
plus naturelle, que tous les plus
riches cordiaux enſemble ; pour
lui donner encore plus d'efficacité, on peut y joindre quelques
larmes de vin du Rhin. L'on peut
encore procurer beaucoup de ſoulagement au malade, en lui faiſant quelques frictions ſur les extrémités pendant le friſſon.

On doit cependant permettre
un régime plus chaud, lors de l'ab-
battement qui ſuit d'ordinaire le

R iij

friſſon. On ſe trouve alors dans
une eſpéce de défaillance, qui eſt
ſouvent la ſuite de quelques convulſions ſpaſmodiques, occaſionnées par des vents; en ce cas, rien
ne paroît mieux indiqué que les délayans, tels que les ſubſtances ſa-
vonneuſes, les fruits mûrs, & quelques plantes laiteuſes, comme la
laituë, &c. Le miel produit auſſi
de très-bons effets.

Les fiévreux ne doivent rien
boire froid, quelqu'altérés qu'ils
puiſſent être; au contraire, les boiſ-
ſons froides reſſerrent les glandes
du palais & du goſier, & n'étan-
chent pas, à beaucoup près, ſi bien
la ſoif, que lorſqu'on les a fait
chauffer un peu. Il faut alors boire copieuſement de quelques liqueurs légérement acides; qu'on

fasse attention cependant que toutes fortes de sels augmentent la
foif, excepté celui de nitre ; c'est
pourquoi l'on recommande avec
tant de fuccès l'eau éguisée de
quelques gouttes d'esprit de nitre dulcifié. On peut encore se
servir de tisannes & d'émulsions ,
excepté dans les grandes foiblesses
d'estomac, ou , lorsqu'il est chargé de vents & de crudités : en ce
cas , l'eau chargée d'une petite
quantité de vin du Rhin , est la
boisson la plus salutaire.

La foiblesse & le vomissement
font les deux plus facheux symptômes, qui accompagnent d'ordinaire les fiévres. L'un & l'autre
mettent souvent le malade hors
d'état de pouvoir prendre les remédes les mieux indiqués pour fa

guérison. On y peut cependant remédier, & même les prévenir en
partie, en faisant prendre les émétiques, ou en facilitant le vomissement au moyen de l'eau tiéde, ou
un peu chaude. Les liqueurs aigrelettes & même un peu astringentes conviennent d'autant mieux
alors, qu'elles fortifient les fibres
de l'estomac. Les purgatifs convenables & capables de faire précipiter les sels de la bile, arrêtent
aussi, fort souvent, le vomissement,
& calment tous les symptômes qui
en dépendent. Quand le vomissement est occasionné ou entretenu
par l'excès ou l'exaltation de la bile, on n'y peut mieux remédier
que par l'usage de quelque liqueur
aigrelette ; lorsqu'au contraire il
vient de quelque cause putride,

les sels, de quelque nature qu'ils soient, doivent être préférés. En ce cas, le coulis de gruau dans lequel on aura dissoud un peu de crême de tartre, le vin du Rhin avec de l'eau, les gélées de castilles, les marmelades de coings, l'ozeille cuite dans du bouillon bien dégraissé, sont estimés fort salutaires. Lorsqu'on a lieu de conjecturer que le vomissement n'est occasionné que par une trop grande plénitude de bile, il faut alors préférer les amers & les aromatiques, qui, dans cette occasion, sont les remédes les plus efficaces. Surtout qu'on prenne bien garde de donner aucun émétique dans les inflammations de l'estomac, parce qu'on ne feroit que les irriter, & les augmenter.

Les vents & les convulsions spasmodiques qui accompagnent assez ordinairement les fiévres, ne sont que l'effet de la chaleur brulante, ou plutôt du feu de cette maladie qui dilate, & raréfie chaque particule d'air, contenue dans les fluides; les anodins & les rafraichissans suffissent pour calmer l'un & l'autre de ces symptómes.

Les grandes foiblesses qui suivent presque toujours la fiévre, viennent, ou d'une trop grande plénitude au commencement, ou de trop d'inanition à la fin. Le premier cas indique les évacuans & les délayans; le second, au contraire, demande plus de nourriture, des gélées, des bouillons, dont la qualité alcaline se puisse corriger par quelques acides. Lorfque cette inanition vient d'une trop grande quantité de saignées, il faut faire boire au malade de bon vin, & lui faire prendre des alimens qui se puissent facilement convertir en chyle. Quoique les cordiaux & les liqueurs spiritueuses réveillent le cœur, & soient quelquefois nécessaires pour ranimer, & entretenir les fonctions vitales; il faut bien prendre garde de les employer ici, parce qu'ils pourroient congeler ou épaissir les fluides, & augmenter conséquemment les symptômes.

On connoît la chaleur extraordinaire qui accompagne la fiévre, en touchant la peau du malade, à la couleur rouge de ses urines, par la force & la vîtesse de son pouls & l'aridité de sa peau. Le repos , les saignées , les lotions des pieds & des jambes , l'usage de quelques liqueurs aqueuses toujours tiédes, font autant de moyens sûrs pour combattre & détruire ce symptôme ; on peut encore, en pareille circonstance , faire prendre quelques legers acides , tels qu'une dissolution de gélée de castilles, dans l'eau chaude , &c, mais il faut avoir soin que le malade ne soit point trop couvert , l'excès en ce genre , comme en tout autre , augmente la maladie , & devient assez ordinairement préjudiciable , même à ceux qui jouissent de la plus parfaite santé.

Pour calmer le délire qui accompagne quelquefois la fiévre , il faut faire prendre au malade des demi-bains d'eau chaude , & faire fluer les hémorrhoïdes si le malade y est sujet. En ce cas, on se pourroit servir de suppositoires faits avec le miel, l'aloès & le sel de roche.

Les saignées faites à propos, & tout ce qui peut entretenir une médiocre liberté du corps, sont les secours les mieux indiqués pour réveiller les fiévreux, & détruire le penchant invincible qui les tient dans un assoupissement continuel.

L'insomnie est un symptôme d'autant plus facheux dans les fiévres, qu'il entretient, & augmente ordinairement tous les autres. Pour y remédier avec plus de succès, il faut empêcher autant qu'on le peut, qu'on fasse du bruit auprès du malade, & éloigner de lui tout ce qui pourroit faire quelque impreſſion trop forte ſur ſes ſens; il faut auſſi lui faire prendre quelques adouciſſans, comme l'eau d'orge, l'orgeat, les émulſions de graine de pavot, d'amandes, l'eau de laituë, les décoctions de racine de ſcorſonnere, le lait d'amande, les infuſions de fleurs de primevere, en guiſe de thé. BOERRHAVE, dont l'authorité eſt ſi reſpectable, ordonne de parfumer la chambre du malade avec des plantes ſoporeuſes, telles que le pavot, la mandragore, la morelle, les fleurs de féves. Il conſeille auſſi de lui appliquer ſur les tempes des morceaux de linge imbibés de vinaigre.

Comme la cure des convulſions, dont les fiévres ſont compliquées,

varie suivant la différence des causes qui les produisent, il faut nécessairement les connoître, & les
bien distinguer avant de vouloir
y remédier ; lorsqu'elles viennent
de quelques acides dans l'estomac
des enfans, l'usage des absorbans,
tels que les différentes préparations d'yeux & de pattes d'écré-
visses, est le reméde le plus prompt
& le plus sûr pour les bien détruire. Celles qui font occasionnées
& entretenues par quelque acrimonie dans l'estomac, ou par quelque autre cause qui en irrite les
papilles nerveuses, ne font pas si
dangereuses qu'on se l'imagine ;
l'évacuation seule de cette acrimonie, ou des autres stimulans,
suffit pour les calmer & les détruire. Celles, au contraire, qui vien-

nent après quelques évacuations
trop abondantes , ou quelque hémorragie considérable , sont fort
dangereuses , & doivent être traitées selon l'état & la situation présente du malade. Lorsqu'elles viennent de quelque inflammation aux
membranes du cerveau , si elles ne
sont pas mortelles , elles sont du
moins d'autant plus à craindre ,
qu'il est très-difficile , pour ne pas
dire impossible , de leur opposer
quelque reméde qui puisse sûrement , & assez-tôt agir sur les parties affectées. Il s'est encore quelquefois trouvé que les convulsions étoient occasionnées par un
amas de matiéres visqueuses dans
la substance du cerveau ; lorsque
quelques signes nous caractérisent
une pareille cause , il se faut bien
donner

donner de garde d'employer aucun remède chaud, volatil & aromatique, ces remédes ne seroient qu'irriter le mal ; il faut, au contraire, recourir aux délayans, & à quelques doux purgatifs ; ce sont les seuls dont on se puisse promettre quelque secours.

Les sueurs copieuses & trop abondantes dépouillent le sang de ses parties les plus fluides, & sont par ce moyen la cause de toutes les obstructions qui surviennent assez ordinairement à la suite des fiévres ; c'est donc une très-mauvaise pratique de les exciter par des médicamens chauds & stimulans, excepté dans les fiévres malignes & pestilentielles, quelque préjudiciable que soit cette fatale méthode, on ne peut ce-

pendant en convaincre les garde-
malades, ni les gens de la campagne, qui, pour l'ordinaire, ne ref-
tent point tranquilles, jufqu'à ce
qu'à force de faire fuer les malades, ils leur ayent procuré quelque maladie inflammatoire, qui
fouvent eft mortelle. Lorfqu'au
contraire les fueurs font volontaires & naturelles, on peut réparer
les pertes du fang par quelques
délayans. L'eau tiéde éguifée d'un
peu de fuc de limon, remplit parfaitement cette indication. Le malade doit alors fe couvrir un peu,
prendre le frais, autant qu'il ne l'in-
commode point, & vivre d'alimens légérement aftringens & acides. D'habiles Médecins recommandent dans cette circonftance
de prendre quelques liqueurs fpi-

rituéufes ; mais quoi qu'elles ayent quelquefois réuffi , on doit leur préférer l'ufage des décoctions & autres préparations de fauge , &c.

La diarrhée , ou felon le terme vulgaire , le dévoyement , eft un fymptôme d'autant plus facheux dans les fiévres , qu'il affoiblit infenfiblement , & détruit même entiérement toute la vigueur & les forces du malade , & prive par ce moyen la nature toujours attentive à nos befoins , de fes plus fortes armes pour combattre la maladie , qu'elle feule , moyennant ce fecours , guérit fi fûrement qu'il n'y a , pour ainfi dire , aucun retour à appréhender. Ce fymptôme eft affez ordinairement occafionné ou entretenu par une colliquation de matiéres bilieufes ou alcalines ;

en ce cas, il est à propos de recourir à quelques médicamens
acides. Les remédes huileux produisent aussi fort souvent de bons
effets, ils émoussent l'acrimonie
des matiéres vicieuses, & préviennent l'irritation & l'inflammation
des intestins. Le bon sens seul semble indiquer qu'en pareille occasion, il est plus à propos de vivre
d'alimens solides, que de liquides
& de délayans.

Il y a une espéce particuliére de
fiévre, qu'on appelle fiévre *Ephe-*
mere. Cette fiévre ne dure que
vingt-quatre heures, & survient
ordinairement à la suite de quelque exercice violent, de quelques
débauches, ou d'un excès outré des
choses *non naturelles*. Cette maladie n'a jamais de suites fâcheuses,

& céde infailliblement à la diette, & à l'usage des délayans.

La fiévre chaude vient des mêmes causes que la précédente, & céde assez facilement aux mêmes remédes, à moins qu'elle ne soit putride. Une chaleur excessive extérieurement & intérieurement, la froideur des extrémités, la sécheresse & l'âpreté de la langue, la difficulté de respirer, l'insomnie, & quelquefois le délire, sont les symptómes ordinaires de cette maladie, qui se termine quelquefois par une hémorragie du nez, qu'on se doit bien prendre garde d'arrêter, à moins qu'elle ne fut si abondante, que la vie du malade en parût en danger. Elle est au contraire assez souvent fatale, ou du moins très-dangereuse, lorsque

le malade piſſe du ſang , qu'il a
de la peine à avaller , & qu'il ſent
à la tête & au viſage une ſueur
froide qui ne lui eſt d'aucun ſoulagement. Il faut dans cette maladie tenir la chambre du malade
fraiche , ſans feu , & n'y ſouffrir
que les perſonnes utiles. Le malade ne doit être que très-légére-
ment couvert , & avoir les rideaux
de ſon lit ouverts , afin de reſpirer
plus aiſément le frais, qui ne lui eſt
pas moins utile qu'agréable. Il faut
lui faire prendre fréquemment , &
peu à la fois , quelque boiſſon ra-
fraichiſſante , adouciſſante & légérement acide. L'eau éguiſée d'un
peu de ſuc de limons ou de tamarins , eſt en ce cas , d'après les
meilleurs Médecins , fort recom-
mandable. Ses alimens doivent

être légers , & tirés des végéteaux farineux , tels que le coulis de grueau , différentes préparations d'orge , le ris cuit dans le petit-lait , la gélée de castilles , &c ; les bouillons & gélées de viandes sont en pareil cas trop chauds & trop alcalescens. Enfin l'on doit faire attention que les substances chaudes & stimulantes, soit qu'on les prenne comme remédes , ou comme alimens, ne font qu'augmenter les symptômes de cette espéce de fiévre.

Des fiévres intermittentes.

Les fiévres intermittentes sont très-opiniâtres, & résistent souvent aux remédes les mieux indiqués : si l'on n'y remédie de bonne heure , elles dégénérent à la longue en différentes maladies chroniques, selon les différens tempéramens des malades, telles que l'hydropisie, la jaunisse, les tumeurs skirrheuses, les affections scorbutiques, &c. Ces sortes de fiévres varient à l'infini, relativement aux différens interstices qu'elles laissent entre chaque paroxisme. Les tierces redoublent quelquefois si successivement qu'elles pourroient en imposer, & passer pour quotidiennes. En général, plus les paroxismes sont éloignés, moins elles sont dangereuses, quoique cependant plus opiniâtres; c'est pourquoi les fiévres quartes sont plus difficiles à guérir que les tierces. Toutes ces sortes de fiévres demandent en général différentes précautions, tant auparavant & après chaque paroxisme,

me, que durant l'accès même.
Pendant le friſſon, qu'on doit tâcher d'abreger autant qu'on le
peut, il n'y a point de reméde
plus efficace que de boire copieuſement de l'eau froide avec un
peu du vin du Rhin : elle le fait
ceſſer, & procure la ſueur beaucoup plutôt que les meilleurs cordiaux. Quoi qu'en général on recommande une diéte ſévére entre
chaque paroxiſme, elle n'eſt cependant pas trop ſalutaire ; au contraire, elle eſt nuiſible, elle épui-
ſe les forces du malade, l'exténue,
& le met hors d'état de pouvoir
ſupporter les accès ſuivans. Entre
chaque paroxiſme le malade doit
prendre quelque choſe capable
de corriger le vice des matiéres
bilieuſes qui entretiennent ſa fié-

T

vre , tels que les fels nitreux , les petits vins avec de l'eau , le bouillon de poulet avec le fuc de limons , les décoctions de chicorée & de dent-de-lion, &c. Un exercice modéré entre chaque paroxifme eft auffi fort falutaire. Mais pour prévenir le friflon , il n'y a point de moyen plus fûr que de faire au malade de légéres frictions , le tenir chaudement & bien couvert dans fon lit , & lui faire prendre quelque bonne liqueur fudorifique. La faignée eft rarement utile, au contraire elle produit fouvent de très-mauvais effets dans les fiévres intermittentes , à moins que quelque fymptôme particulier ne l'indique abfolument pour fauver la vie du malade. Les fiévres intermittentes garantiffent quel-

quefois de quelques autres maladies chroniques ; mais elles sont
aussi souvent suivies d'autres qui
ne sont pas moins fâcheuses. Passons maintenant aux différentes
maladies inflammatoires, & pre-
miérement.

De la phrénésie ou inflammation du cerveau.

Cette maladie demande des remédes d'autant plus convenables
& bien administrés , qu'elle devient souvent mortelle. Quelquefois elle se termine par de grandes
hémorragies du nez , mais il est
plus sûr de les prévenir , & de faire
de copieuses saignées aux artères
temporales. Les rafraichissans un
peu émolliens capables de procurer , & d'entretenir une médiocre
liberté du corps , sont en ce cas

fort salutaires ; on employe encore avec beaucoup de succès les décoctions de tamarins prises copieusement, afin d'exciter un léger dévoiement. Les évacuations hémorrhoïdales & les fomentations d'eau tiéde aux extrémités inférieures, sont aussi fort avantageuses ; parce qu'elles déterminent le sang vers les extrémités, & débarrassent conséquemment le cerveau. Le régime doit être léger & nourrissant, tiré de quelques substances farineuses, tels que le coulis de gruau un peu aigrelet, les fruits mûrs, les gélées, &c. La boisson la plus convenable dans cette maladie, est l'eau, la tisanne ou quelque décoction de tamarins, &c.

De l'Esquinancie.

Cette maladie peut venir de

pluſieurs cauſes, & demande différens traitemens, ſuivant les différens ſymptômes qui la caracté-
riſent. Lorſque l'eſquinancie vient
de quelque obſtruction, ou de
quelque engorgement dans les
glandes, il faut recourir à l'uſage
de quelques liqueurs chaudes capables de relâcher, d'amollir &
d'humecter ces glandes, & faire
prendre en même temps quelques
legers purgatifs, ou autres remédes propres à débarraſſer, & évacuer l'abondance des féroſités,
ſoit par les ſelles, les urines ou les
ſueurs. Lorſque la matiére de la
tumeur eſt aqueuſe, il faut uſer
d'un régime un peu plus chaud,
que dans les eſquinancies inflammatoires. Dans ce premier cas, le
vin produit ſouvent de très-bons

T iij

effets. Lorsqu'une fois les glandes sont devenues schirreuses & incommodes au point de gêner la respiration, & d'empêcher la déglutition, il faut sans balancer en venir à l'extirpation. Les personnes sujettes à l'esquinancie, ou aux maladies inflammatoires de la gorge, ont besoin de beaucoup de tempérance pour prévenir la pléthore, doivent se garantir des injures d'un air trop froid, n'user d'aucuns alimens ou médicamens astringens ou trop stimulans, éviter les exercices violens, & bien prendre garde de rien boire froid, sur-tout lorsqu'elles sont échauffées. Une légére diarrhée qu'on peut procurer avec une infusion de tamarins dans du petit-lait, & quelques émulsions un peu aigrelettes , est quelquefois fort salutaire dans cette maladie. On fait avec la pimprenelle & les mûres des gargarismes fort recommandés. On doit sur-tout humecter fréquemment la bouche & le gosier , & tenir le nez libre pour que l'air puisse passer aisément. Enfin , lorsque le malade ne peut plus rien avaler , il faut lui faire prendre des lavemens doux & nourrissans pour le soutenir , en attendant qu'on lui puisse administrer quelques secours plus efficaces.

De l'inflammation des poulmons.

Cette maladie est naturellement très-dangereuse : elle peut être occasionnée par la crudité & la ténacité du chyle , la viscosité & la

T iv

mauvaiſe qualité des alimens trop
chargés d'épices, l'uſage immodéré des liqueurs ſpiritueuſes, le
trop grand exercice des poulmons,
capable de fatiguer & d'affoiblir la
reſpiration, ou leur trop longue dilatation, ſoit en criant, chantant
ou faiſant quelqu'autre exercice de
la voix. Les inflammations ſe communiquent ſouvent auſſi de quelqu'autre partie aux poulmons ; la
pleuréſie, par exemple, dégénére aſſez fréquemment en perip-
neumomie. Les ſaignées faites à
propos au commencement de cette maladie, ſont fort ſalutaires.
Souvent elle ſe guérit par une réſolution, coction, & évacuation
critique de la matiére morbifique.
La diminutîon de la fiévre, la difficulté de reſpirer, la ſoif, l'in-

quiétude du malade avec une légére sueur, sont les signes de cet
heureux changement. Le sang de
bouc est en ce cas estimé, comme
un des plus puissans résolutifs.
Quoique les saignées soient fort
salutaires au commencement de
cette maladie, l'on doit cependant bien se garder d'en faire,
lorsqu'une fois l'expectoration est
commencée, parce qu'elles ne
manqueroient pas de la suppri-
mer. La diette doit être plus
légére dans cette maladie, que
dans aucune autre inflammation;
le petit-lait suffit ordinairement
pour soutenir le malade, pendant
qu'on lui fait recevoir par la bouche des vapeurs d'eau chaude pour
atténuer les matiéres épaissies, précaution qui est de la derniere im-

portance ; les relâchans font auſſi
fort avantageux , entr'autre les différentes préparations d'orge. On
peut encore avec aſſez de ſuccès
faire prendre de légers diurétiques,
l'évacuation qu'ils procurent , eſt
d'un grand ſecours aux poulmons :
pour remplir cette indication , on
pourra faire prendre au malade une
légére infuſion de racines de fenouil dans l'eau chaude avec du
lait. Si la nature cherchoit à ſe débarraſſer par un dévoyement volontaire , il ne le faudroit pas arrêter ; il ſe roit, au contraire, très-à-
propos de l'entretenir par des lavemens doux & émolliens. Lors
qu'en huit jours de temps , le malade n'eſt ni mort, ni guéri , l'inflammation ſe termine toujours par
ſuppuration ou abſcès , ſoit aux

poulmons, ou en quelqu'autre partie du corps. Les saignées sont
alors hors de saison, & le régime
doit être léger, doux & incraffant;
il faut continuer de faire infpirer
les vapeurs de quelques liqueurs
chaudes: & lorsqu'on croit l'abfcès
en maturité, il lui faut faire prendre
celles de vinaigre ou d'oximel, &
lui exciter quelques légéres fecouf-
fes, ou lui faire faire quelque
mouvement pour hâter la rupture
de l'abfcès, & foulager plutôt les
poulmons. Lorsqu'enfin l'abfcès
eft crévé, le malade doit faire ufage de lait, de tifanne & d'alimens
déterfifs & expectorans. Si l'inflammation fe termine par gan-
grene, il n'y a point de reméde;
& fi elle dégénére en fchirre, elle
devient incurable.

De la Pleurésie.

La pleuréfie eft une inflammation du médiaftin ou de la plévre.
Les callofités de la plévre, fon
adhéfion aux poulmons, l'infpiration fubite d'un air trop froid,
dans un temps qu'on fe trouve
trop légérement habillé, le rhume, un régime trop chaud, l'excès outré de quelques liqueurs fpiritueufes, les boiffons trop froides,
fur-tout, lorfqu'on eft échauffé,
le reflux d'une matiére inflammatoire de quelqu'autre partie, & en
tr'autre l'air trop froid des vents de
Nord ou de *Nord-Eft*, font les caufes
ordinaires de cette maladie. Lorfqu'on les examine avec affez d'attention pour les pouvoir diftinguer,
elles indiquent d'elles - mêmes ce

qui peut la prévenir, ou y remédier.
Si, par exemple, on a lieu de craindre que le trop grand froid causé
par les vents de *Nord*, pût faire
des impreffions affez fortes fur des
perfonnes dont on connoît la délicateffe, ou la foibleffe de leur
tempérament, pour leur occafionner une pleuréfie ; il eft aifé de
conjecturer que dans une pareille
circonftance, rien ne peut mieux
la prévenir, que de leur faire garder chaudement la chambre : ou ,
fi elles font dans la néceffité de
fortir, d'être bien habillées & à couvert de toutes le injures du froid.
Le régime le plus convenable dans
cette maladie , doit être rafraichiffant , émollient & délayant ,
de même que dans les inflammations des poulmons. Lorfque la

pleurésie s'opiniâtre contre les remédes les mieux indiqués ; un
foulagement fubit accompagné
d'un pouls foible & de fueurs froides , font des fymptômes de la
gangrène & d'une mort inévitable.

De l'inflammation du diaphragme.

Cette maladie , que le défaut
d'expérience fait fouvent prendre pour une pleurésie, eft accompagnée d'une fiévre violente & de
douleurs aigues , qui augmentent
pendant l'infpiration , au lieu
qu'au contraire dans la pleurésie,
les plus fortes douleurs ne fe font
fentir que dans l'expiration. La
refpiration eft vive , oppreffée , &
ne fe fait , pour ainfi dire , que par
le mouvement de la poitrine. L'inflammation du diaphragme eft fou-

vent compliquée de délire & d'une espéce de ris sardonique , elle se termine comme la pleurésie ; mais elle est ordinairement mortelle , lorsqu'elle vient à suppuration ; parce que le pus tombe dans la capacité du bas ventre , où il se corrompt , d'où s'en suit une mort languissante & malheureuse. Quoiqu'en pareille circonstance il n'y ait pas grande espérance , cependant le régime le plus convenable doit être celui que nous avons indiqué pour la pleurésie.

De l'inflammation du foie.

Les inflammations du foie ne font pas si fréquentes que celles des autres viscères , mais elles font très-dangereuses , à moins qu'elles n'en occupent qu'une petite

partie. La cause éloignée la plus
ordinaire de cette maladie, est le
trop d'embonpoint. On voit souvent les bestiaux nourris & en-
graissés dans de bons & fertiles
pâturages , mourir subitement
après quelque violent exercice ,
ou une marche trop longue ; &
quand on les ouvre , on leur trouve toujours le foie enflammé &
corrompu. D'ailleurs , il paroît assez probable , selon la situation &
la structure du foie qu'une matiére
viciée stagnante dans quelqu'autre partie voisine , puisse se déposer sur ce viscère ; particuliérement , si le malade se livre trop
librement à l'usage des alimens
chauds , ou de quelques liqueurs
spiritueuses. La soif endurée trop
long-temps , les boissons froides ,
principalement

principalement lorsqu'on est é-
chauffé , l'usage des émétiques
dans le temps de quelque indisposition au foie , peuvent encore occasionner cette maladie. La fiévre,
l'inflammation & la douleur dans
la région épigastrique , la tension
des hypocondres , la couleur jaune
de la peau & des yeux , la couleur
saffranée des urines , en sont les
signes les plus ordinaires. Cette
maladie, de même que toutes les
autres inflammations , se termine
par résolution , par suppuration ,
par induration, par délitescence ou
par mortification. Dans ce dernier
cas , un régime chaud , & particuliérement l'usage du saffran , quoiqu'il passe pour un spécifique dans
cette maladie , est très-contraire.
Les boissons rafraîchissantes & re-

folutives , comme la décoction
d'ozeille dans le petit-lait , les fomentations & les lavemens fouvent réitérés , font de très-bons
remédes pour atténuer la matiére
morbifique : on peut pour la même intention faire prendre au malade du miel délayé dans un peu
de vin du Rhin ou de vinaigre ;
des fucs ou des gélées de quelques
fruits mûrs , ou de quelques plantes laiteufes , telles que l'endive ,
la dent-de-lion , la laituë. Si par
hazard les excrémens venoient
teints de fang, il ne faudroit pas
chercher à y remédier, non plus
qu'aux hémorragies du nez, s'il en
furvenoit, ce font autant de crifes
qui aident la réfolution. L'inflammation du foie peut dégénerer en
cancer ou en fchirre. Pour guérir

les bestiaux dans ce dernier cas, on les met dans de bons pâturages, ce qui a souvent assez bien réussi ; & il est plus que probable que les sucs exprimés d'herbes & de plantes apéritives , opéreroient avec le même succès sur le corps humain. Dans la jaunisse & les autres affections hépatiques , on employe les mêmes précautions que dans les inflammations du foie.

De l'inflammation de l'estomac.

Une douleur fixe & pongitive à l'estomac , accompagnée de fiévre, des hoquets douloureux & une profonde mélancolie , font les signes ordinaires de cette inflammation. Outre les causes générales de l'inflammation , ces symptômes peuvent venir de la foibleſſe ou de l'éroſion des parois de l'eſtomac, cauſée par l'uſage de quelque ſubſtance trop âcre. Cette maladie devient mortelle, ſi l'on n'y remédie promptement. Pour prévenir une ſi facheuſe terminaiſon, il faut faire prendre ſouvent au malade quelques alimens rafraichiſſans ; mais ſeulement par cuillerée, parce que chaque degré de diſtenſion augmente l'inflammation. Un léger coulis d'orge ou de gruau, le petit-lait avec un peu de ſucre ou de miel pour toute nourriture, & les décoctions émollientes, telles que la tiſanne & quelques émulſions rafraichiſſantes pour boiſſon, doivent faire tous les frais du régime. Les fréquentes & copieuſes ſaignées, les fomentations & les lavemens font en ce cas auſſi utiles & auſſi ſalutaires que dans les autres in-flammations. Si cette maladie dé-génére, par hazard, en ſchirre ou en cancer, il faut recourir aux mê-mes précautions que dans les in-flammations, ou ſemblables affec-tions de la ratte, du péritoine, du pancreas *& vice verſà.*

De l'inflammation des inteſtins.

Les inflammations des inteſtins particuliérement des grêles, peu-vent venir de quelque matiére âcre ou vénimeuſe, priſe intérieu-rement, d'un reflux de matiére purulente de quelqu'autre partie, de l'acrimonie de la bile ou de quelque forte colique. Une dou-leur aigue & fixe qui augmente, & excite le vomiſſement chaque fois que l'on fait prendre quelque

chose au malade, est un des principaux symptómes de cette maladie. La passion iliaque & la fiévre
suivent ordinairement ces sortes
d'inflammations. Il faut sur-tout
avoir grand soin de ne pas confon-
dre cette maladie avec les coliques
occasionnées par des pituites froides ; parce que les aromatiques
chauds , qui sont les remédes les
mieux indiqués dans cette derniere
circonstance , sont , au contraire ,
mortels dans la premiere. La fiévre,
la force & l'élevation du pouls , &
la couleur enflammée des urines ,
sont autant de signes caractéristiques de cette inflammation , qui
se termine par la mortification des
intestins , si l'on n'y remédie
promptement. Outre les copieuses & fréquentes saignées, on ne

peut guére employer de méthode
plus sûre que de fomenter, & de
relâcher les intestins avec quelque
liqueur émolliente, prise par la
bouche & en lavemens. L'on applique encore avec beaucoup de
succès sur le bas ventre, quelques
animaux tués exprès & ouverts
tout chauds. Lorsque l'inflammation n'attaque que les gros intestins, elle n'est ni dangereuse ni
fort à craindre ; & ne demande
presqu'aucun reméde, lorsqu'elle
est en suppuration, que des lavemens, qui agissant immédiatement
sur les parties affectées, suffisent
amplement pour tous les frais de la
cure. Il faut cependant avoir la précaution de ne se point trop charger
d'alimens grossiers, l'on doit, au
contraire, préférer ceux qui ne pro-

duisent que très-peu d'excremens.
Les bouillons de viande, composés
avec la scorsonnere , le persil , le
fenouil , & si l'on veut encore le
lait de chévre , remplissent au
mieux cette indication.

Il est encore une espéce de
maladie à laquelle le canal in-
testinal est sujet : ce sont de
petits ulcères superficiels , qui
se manifestent d'abord dans la
bouche , & se communiquent ensuite tout le long du canal jusqu'aux gros intestins. Ils affectent
l'intérieur de ce conduit de la même maniére, que les galles qui attaquent ordinairement l'extérieur,
ou la surface de la peau, & tombent de même par croûte. Plus ils
approchent de la couleur blanche,
& moins ils sont dangereux. L'indication

dication la plus sûre en ce cas, demande l'évacuation de la matiére
morbifique : c'est pourquoi les saignées, non plus que les sudorifiques, ne conviennent point d'a-
bord, les sueurs deviennent cependant utiles, & même nécessaires dans la suite ; mais ce n'est
qu'après avoir entiérement évacué, & détruit la cause de la maladie. Dans les premiers temps, les
boissons légéres & délayantes, les
gargarismes & les lavemens produisent de très-bons effets. On
permet ensuite des alimens nourrissans, mais détersifs ; & lorsque
les croûtes sont entiérement en-
levées, on passe quelques légers
purgatifs.

De l'inflammation des reins.

Cette maladie est accompagnée

d'une douleur vive & aigue dans les régions lombaires , d'engour-dissemens , de douleurs sourdes dans les cuisses , de vomissemens, de siévre , & quelquefois d'une suppression entiére des urines. Elle peut être occasionnée parquelques plaies , blessures , contusions, abs-cès , tumeurs le long du dos , par des exercices trop violens , soit à pied ou à cheval d'un temps chaud , par l'usage de quelques trop puissans diurétiques , & par l'irritation & les convulsions des vaisseaux des reins. Lorsqu'on a suffisamment évacué par les sai-gnées , il faut faire prendre quel-ques liqueurs émollientes & adou-cissantes pour tâcher de débarras-ser , & d'évacuer les matiéres qui occasionnent ou entretiennent l'inflammation , & en faire boire à grands coups malgré le vomissement , qui , dans cette circonstance , ne doit être regardé que comme un effort de la nature, qui toujours la premiere à notre secours , & continuellement attentive à nos besoins , travaille à se débarrasser elle-même de ce qui la gêne dans ces fonctions ; les émulsions d'orge , le petit-lait , le miel délayé dans l'eau ou le petit-lait , peuvent avec un heureux succès , faire tous les frais de cette indication. Lorsque les reins sont débarrassés de la pierre , des graviers ou de toute autre cause qui produisoit l'obstruction , on peut faire prendre par intervalle quelques cuillerées d'huile tirée à froid , telle que celle d'amandes dou-

ces , afin de relâcher les solides ,
& de faciliter par ce moyen à ces
matiéres un paſſage plus libre. Si
la douleur ne vient que de la pierre ou de quelques graviers , on
peut alors , en toute ſûreté , joindre les huiles avec quelques ſtimu-
lans , tels que le ſuc de limons ou
l'eau de genièvre. Les mouvemens
ſubits & violens , tels que les ſe-
couſſes , d'un caroſſe ont ſouvent
été d'un grand ſecours en pareil
cas. Cette inflammation dégénére
quelquefois en skirrhe ou en pierre.
En général , tous ceux qui ſont
ſujets aux douleurs néphrétiques ,
doivent être très - réſervés ſur la
quantité & la qualité de leur boiſſon. Tous les vins ſpiritueux &
trop tartareux leur ſont nuiſibles :
de bonne bierre qui ne ſeroit ni

trop forte ni trop vieille, leur conviendroit beaucoup mieux ; leur régime & leur façon de vivre ne demandent pas moins de précaution : sur-tout qu'ils s'abstiennent scrupuleusément de toutes sortes d'alimens âcres & trop épicés, qu'ils se contentent d'un exercice modéré ; & qu'en dépit de la sensualité, ils ne soient au lit, ni trop chaudement, ni trop mollement, & le plus qu'ils pourront toujours sur le côté.

De l'Apoplexie.

L'apoplexie est une privation subite & entiére des sens internes, externes, & de tous les mouvemens volontaires, accompagnée d'un pouls fort, d'une respiration laborieuse & difficile, & d'un si profond sommeil avec ronflement qu'il ne paroît aucune différence sensible, entre un apoplectique & une personne endormie ; sinon qu'on peut éveiller l'un, & qu'on ne peut pas facilement réveiller l'autre.

Le vertige, le tremblement, la perte de mémoire, l'engourdissement, l'assoupissement, le bourdonnement dans les oreilles & la difficulté de respirer, sont les symptômes ordinaires des dispositions à l'apoplexie, communs cependant aux autres affections nerveuses & hystériques. Il est toujours plus aisé de prévenir cette maladie que de la guérir, & c'est à quoi l'on doit particuliérement s'attacher ; car, selon le sentiment d'Hypocrate & l'expérience méme , il est très-difficile de pallier une légere apoplexie , & entiére-ment impossible d'en guérir une un peu forte. On est cependant quelquefois assez heureux pour la guérir par les sueurs , lorsqu'elle n'est point trop violente. Cette maladie demande un régime dif-férent , rélativement aux différens tempéramens de ceux qui en font attaqués. Lorsqu'elle vient de l'abondance du sang , il faut en partie se conformer au régime que nous avons prescrit pour les tem-péramens sanguins , *pag.*176.Les personnes grasses & flegmatiques, également sujettes à cette mala-die , doivent par la même rai-son , observer un régime propre à leur tempérament en particulier. Quand l'apoplexie vient de quel-

que goutte invétérée , il faut s'af-
sujettir à un régime capable d'é-
loigner , & de porter la matiére
morbifique vers les extrémités. En
général , ceux qui ont quelques
dispositions prochaines , ou même
plus éloignées à cette maladie, ne
doivent jamais se mettre au lit immédiatement après avoir mangé ,
ni se coucher la tête basse. Lorsf-
que l'apoplexie n'est point mortelle, elle dégénére ordinairement
en paralysie. La létargie est une légére espéce d'apoplexie qui demande le même régime , & les
mêmes précautions que l'apoplexie flegmatique.

Après cet examen sur les maladies aigues les plus sérieuses , &
qui sont en quelque façon la source de toutes les autres , nous al-

lons maintenant parcourir légérement les maladies chroniques, du
moins les plus fréquentes, & pre-
miérement

La Paralysie.

La paralysie est un relâchement
extraordinaire d'un ou de plusieurs
muscles, qui prive entiérement
de mouvement la partie affectée.
Cette maladie peut venir de plusieurs causes : en général, tout ce
qui peut intercepter le cours ordinaire du sang & des esprits animaux en quelque partie, les douleurs longues & aigues, la suppression des évacuations ordinaires, le reflux de quelque matiére
morbifique d'une partie sur une
autre, les distensions, les com-
pressions ou contractions des nerfs,

les luxations , les fractures , le
trop grand froid ou le trop grand
chaud , font du moins les plus ordinaires.

Elle eft plus ou moins dangereufe , relativement à ce qui la
produit & à la partie affligée. Lorfqu'elle vient de quelques affections
du cerveau , par exemple , elle eft
très-dangereufe ; lorfqu'elle attaque le cœur & les organes de la
refpiration , elle eft mortelle ,
parce qu'on ne peut vivre un moment fans l'ufage de ces vifcères.
Cette maladie demande un régime
chaud , atténuant , tiré des aromatiques & céphaliques végétaux,
capable d'exciter une chaleur fé-
brile , qui eft néceffaire pour l'é-
vacuation de la matiére vifqueufe
& morbifique. On peut encore fe

servir des végétaux savonneux, âcres, volatils & huileux, tels sont la moutarde, les raiforts & autres semblables.

De l'Epilepsie & des Convulsions.

Le dérangement du cerveau, soit par commotion, par contusions ou par quelques coups à la tête, l'intempérance, le trop grand attachement à l'étude, l'excès des veilles, le déréglement & le débordement des passions, l'irritation des nerfs, la suppression des évacuations ordinaires, particuliérement des menstruelles & des hémorrhoïdales sont autant de causes ordinaires de cette maladie, qui peut encore être héréditaire, ou venir de quelque fraieur subite de la mere dans le

temps de fa groffeffe. Ses effets
ne font pas moins terribles que
fuprenans : elle eft ordinairement
fuivie de l'affoibleffement , & même affez fouvent de la deftruction
entiére des facultés mentales. Le
traitement doit être différent , relativement aux différentes caufes
de la maladie ; lorfqu'elle vient
d'une inflammation au cerveau , il
faut faigner & évacuer copieufe-
ment , faire prendre au malade
des alimens adouciffans , & prendre bien garde de lui rien donner
d'irritant. Si elle vient de quelque
affection hiftérique , il faut avoir
recours à un régime plus chaud.
Si elle vient de la mauvaife qualité des fucs de l'eftomac , les alcalis font fort falutaires : quelques-
uns fe font encore bien trouvés de

l'usage du lait, qui est cependant pernicieux, lorsqu'il y a quelque acide dans l'estomac. Lorsque la cause qui produit les convulsions, affecte quelque partie extérieure, il n'y a point de meilleur, ni de plus prompt reméde que de la détruire par la suppuration : l'usage dans lequel on est de faire flérer des sels volatils ou quelques liqueurs spiritueuses pendant l'accès, est ordinairement plus nuisible que salutaire. Les personnes sujettes à l'épilepsie & aux convulsions, doivent, autant que leurs commodités le peuvent permettre, choisir un air pur & sérain, préférer pour leur nourriture des alimens aisés à digérer & bien nourrissans, ne jamais manger de cochon, ni d'aucuns oiseaux aqua-

tiques, éviter avec précaution toutes fortes de tournoyemens , & ne
fe jamais expofer fur le bord d'aucun précipice ; l'une ou l'autre de
ces dernieres circonftances, pourroient augmenter leurs difpofitions
à cette maladie. Enfin elles doivent apporter toute leur attention
à ne jamais déranger l'heure de
leurs repas & de leur fommeil ,
parce que le moindre changement
leur eft préjudiciable;mais fur-tout
à éviter fcrupuleufement tout ce
qui pourroit leur exciter de trop
fortes paffions , & à conferver autant de tranquilité & de gayeté
qu'il leur eft poffible.

De la mélancolie.

Cette maladie eft d'autant plus
dangereufe qu'elle augmente in-

senfiblement, & devient, de plus
en plus difficile à guérir : c'eft
pourquoi l'on en doit foigneufe-
ment obferver tous les fymptômes
& particuliérement les premiers ,
qui font pour l'ordinaire des in-
fomnies opiniâtres , ou des fom-
meils fort courts, des fonges fâcheux & inquiétans, de l'inquiétude, de l'accablement d'efprit ,
des foupirs , des mouvemens fu-
bits de colére fans aucun fujet , la
mifantropie , la fuppreffion des
évacuations ordinaires , comme
des régles aux femmes & des hémorrhoïdes aux hommes , une
chaleur violente, les yeux enfoncés , & fixement attachés fur le
même objet, des ris & des cris
extraordinaires fans fujet,un grand
babil & un profond filence par in-

tervalle, &c. Ce sont-là autant de
signes certains de cette maladie,
lorsque le malade n'a point de
fiévre ; & si elle est héréditaire,
on la peut regarder comme incurable.

Cette maladie vient le plus
souvent de l'épaississement des
fluides, qui s'obstruent & em-
barrassent toutes les sécrétions ;
c'est pourquoi la premiere indication à laquelle il faut s'attacher,
est de délayer les humeurs, de
les rendre plus fluides & plus cou-
lantes, d'en évacuer le superflux
& le plus nuisible, & particuliérement la bile agglutinée & trop
tenace. Les sueurs sont en ce cas
très-pernicieuses, parce qu'elles
épaississent, & desséchent trop le
sang. Le sçavant BOERHAAVE
parle

parle d'un malade qui , après une copieuse évacuation de ces sortes de matiéres noires & glutineuses , revint heureusement à lui-même , & recouvra ses sens par un usage continuel du petit lait & de quelques fruits mûrs.

Les bains d'eau froide & d'eau salée , sont encore fort salutaires , particuliérement les derniers, lorsqu'on les prend à la mer , & qu'on s'y plonge tout d'un coup ; parce qu'alors ils font de plus fortes impressions sur les nerfs & sur les esprits animaux. Quand on ressent quelque trouble ou quelque chagrin, il faut tâcher de faire dériver les humeurs, ou d'en procurer l'évacuation, &, si on le peut, de faire fluer les hémorrhoides , ce qui soulage infailliblement la tête.

Y

Si la folie ou fureur mélancolique
vient de la pléthore, les saignées
& les purgations bien ménagées &
réitérées à propos, suffisent pour
la guérir ; mais la foiblesse qui suit
d'ordinaire, demande un régime
plus chaud & plus nourrissant, auquel on peut joindre l'usage des
eaux minérales, & entr'autres des
ferrugineuses.

Du Scorbut.

Les habitans des pays froids &
des endroits marécageux & humides, ceux qui demeurent près de
quelques eaux croupissantes, qu'elles soient douces ou salées, sur-
tout en hyver, ceux qui ne vivent
que d'alimens salés, soit chair ou
poisson, & qui ne boivent que de
mauvaises eaux, ceux qui sont fu-

jets à la mélancolie & aux passions histériques ; enfin ceux qui, après un trop long usage de Quinquina, ou autres remédes de cette nature, n'ont pas eu la précaution d'en prévenir les suites par quelques purgatifs convenables, sont très-sujets à cette maladie. Chacune de ces causes indique en particulier les moyens les plus convenables, pour combattre & détruire ses effets.

Une paresse molle, un sommeil fatiguant, la difficulté de respirer après le moindre exercice, l'enflure des extrêmités, & particuliérement des jambes, qui se passe, & revient de temps à autre ; un teint pâle & livide, des taches de différentes couleurs répandues sur toute la peau, la puanteur de la

bouche , la douleur des gencives
qui , pour l'ordinaire , se gonflent ,
rougiffent , pâliffent & tombent
enfuite en pourriture ; le branle-
ment des dents , les ulcères aux
jambes , de petites galles féches
difperfées fur la peau , la noirceur
du fang , dont la partie rouge n'a
aucune confiftence , & la partie
blanche eft de couleur jaune , ver-
dâtre , une douleur fourde répandue dans tous les membres qui augmente à mefure qu'on s'échauffe
dans le lit , & fe trouve quelquefois accompagnée de fiévre , font
autant de fignes & de fymptômes
de cette maladie , qui tous viennent de la dépravation & de la
mauvaife qualité du fang, foit qu'il
foit trop épais ou trop fluide , &
qui demandent conféquemment

chacun des traitemens particuliers.

Toutes sortes de fruits acides, tels que les limons, les citrons, les oranges auxquels on peut encore joindre le lait de beurre, sont très - efficaces contre le scorbut, auquel les Marins sont sujets ; le petit-lait & les eaux minérales pris à propos, leur sont aussi fort salutaires.

Lorsqu'il vient d'un trop long usage d'alimens salés, on employe avec beaucoup de succès le cresson d'eau, le cochlearia, les sucs d'oranges & de limons, &c.

Lorsque le malade est d'un tempérament froid, qu'il n'est point trop pressé de la soif & que ses urines ne sont point altérées, il peut vivre de quelques viandes convenables , & user à propos des sels de quelques animaux.

On reconnoît la nature & les degrés de cette maladie , principalement aux affections de la bouche , des gencives & des dents. Quoique les légers purgatifs soient de temps à autre , utiles & même nécessaires , il faut cependant bien prendre garde d'en donner de trop violens , qui seroient aussi préjudiciables que les autres peuvent être salutaires.

Sur-tout qu'on épargne le sang, à moins que quelque inflammation ou quelqu'autre cas urgent ne le demandent , sans quoi l'on ne doit jamais saigner les scorbutiques.

De la Poulmonie.

Cette maladie est une espéce

de confomption ou de deftruction de toutes les parties du corps,
caufée & entretenue par quelques
ulcères aux poulmons qui corrompent toute la maffe du fang, &
font mourir quantité de perfonnes. Elle commence ordinairement par des crachemens de fang,
occafionnés par fon acrimonie ou
fon âcreté, & le retréciffement ou
la foibleffe des vaiffeaux. Les perfonnes rubicondes, qui ont le col
long & la poitrine étroite, y font
naturellement plus fujettes que les
autres. Toutes fortes d'alimens
vifqueux capables d'obftruer les
glandes ; & de corroder par leur
âcreté les vaiffeaux capillaires des
poulmons, y caufent ordinaire-
rement de petits ulcères qui occafionnent eux-mêmes par la fuite

une fiévre légére , une toux séche , une couleur vermeille après
le repas , & infenfiblement une
difficulté de refpirer ; particuliérement , lorfque le nouveau chîle
parvient aux poulmons , après quoi
furviennent de légéres fueurs pendant & après le fommeil. Ces
fymptômes fe manifeftent ordinairement depuis feize jufqu'à
trente ans , lorfqu'on eft d'un tempérament chaud & fanguin , & attaquent rarement les perfonnes
plus avancées en âge. Cette maladie peut encore venir de quelque fuppreffion totale des évacuations ordinaires , de quelques efforts fur les poulmons par caufe accidentelle , de l'ufage de quelques
alimens ou de quelques liqueurs
trop âcres ; ou enfin de la fuite
de

de quelques maladiés aigües , telles que la rougeole , la petite-vérole , &c.

Lorsqu'après le crachement de sang les symptômes augmentent , qu'on reconnoît manifestement une toux séche , une fiévre hecti-que , & la difficulté de respirer , l'on peut assûrer qu'il y a suppura-tion : rien ne convient mieux alors que les saignées fréquentes ; les stiptiques sont en ce cas de fort peu de secours , car quand même ils pourroient agir immédiatement sur la partie affligée , & y porter quelques remédes pour le présent, les ulcères se rouvriroient toujours. Les remédes balsamiques ne con-viennent pas non plus , parce qu'ils échauffent trop.

La meilleure méthode que l'on

puisse suivre en cette occasion ;
est de tâcher d'émousser , & d'a-
doucir l'acrimonie du sang & des
humeurs , par un usage modéré de
quelques alimens convenables ;
rien ne peut mieux remplir cette
indication que la diette au lait ,
dont on peut faire quelques préparations avec le ris , l'orge , &c.
L'on peut encore prendre de
temps à autre quelques pommes
cuites , quelques gélées rafrai-
chissantes & acides , & pour toute boisson du lait & de la tisanne ,
dont il faut boire peu à la fois, mais
souvent ; sur-tout qu'on se donne
bien garde de prendre trop , &
de trop violens exercices , c'est
une circonstance de la derniere
importance , & sur laquelle on ne
peut être trop circonspect.

La pulmonie vient encore assez fréquemment de l'indifférence qu'on a pour le choix des alimens, qui d'abord ne préjudicient en rien, tant qu'ils ne sont point trop âcres, mais qui peuvent devenir insensiblement fort nuisibles, surtout lorsqu'ils sont trop échauffans.

L'on voit encore quelquefois une autre espéce de pulmonie, qui survient ordinairement à la suite de quelque inflammation aux poulmons; la difficulté de respirer, une toux & une fiévre continuelle, avec une soif insupportable & une altération continuelle, le défaut d'appétit & l'impossibilité, dans laquelle se trouve le malade de pouvoir rester sur aucun côté, sont autant de signes qui la caractérisent. Cette maladie est du

ressort de la Chirurgie : le meilleur moyen de la guérir, est de
faire une ouverture au côté, lorsque le Kiste ne s'est pas encore ouvert. C'est ce qu'on appelle *Vomi-
ca*. Si l'on attend que ce Kiste créve de lui-même, il occasionne des
crachemens violens , & suffoque
le plus souvent le malade.

Cette maladie demande alors
une diette consolidante, rafraichis-
sante & liquide , dût-elle exciter
la sueur. C'est un abus de croire
que les acides soient contraires
aux poulmons. On peut prendre la
fleur de souffre avec succès , dans
quelque maladie des poulmons
que ce soit , même peu de temps
après avoir pris du lait. Un léger
exercice à pied, ou à cheval est alors
fort salutaire. Un pulmonique peut

encore vivre long-temps , pourvû qu'il suive un régime bien exact ; mais lorsque les sueurs ou la dyarrhée se mêlent de la partie , la maladie devient mortelle.

De l'Hydropisie.

L'hydropisie est un épanchement d'eau dans quelque cavité : cet épanchement se peut faire partout , où il y a des vaisseaux lymphatiques. Celle de la tête est incurable , lorsque les eaux se sont épanchées sur le cerveau , elle est ordinairement mortelle aux enfans ; tout ce qui est capable de ralentir la circulation , peut occasionner cette maladie : elle est cependant plus ordinairement la suite des débauches trop fréquentes , de quelques grandes maladies , comme la jaunisse , les fiévres opi

niâtres, le flux de sang, le scorbut trop invétéré ; le trop long
usage d'alimens difficiles à digérer, peut encore y contribuer,
mais sa cause la plus ordinaire est
l'excès trop long-temps continué
des liqueurs spiritueuses. L'enflure
des jambes & du ventre, qui,
dans la tympanite, sonne comme
un tambour, est un des principaux symptômes de cette maladie, qu'on reconnoît par la difficulté de respirer, la petite quantité des urines sans sueurs, la soif,
&c. Lorsque ces eaux ont croupi
pendant quelque temps dans le
bas ventre, elles deviennent âcres,
& corrodent les intestins.

La meilleure méthode pour guérir cette maladie, est de travailler
d'abord à lever les obstructions, &

d'évacuer les eaux épanchées. L'u-
sage des acides paroît en ce cas
d'autant mieux indiqué, que le malade est dans une altération continuelle & fort échauffé ; ainsi pour
le soulager, on peut lui donner, de
temps à autre, quelques cueillerées
de suc de limons, d'oranges, d'o-
zeille, &c. particuliérement, lorsque les urines paroissent chargées.
Il ne faut laisser boire le malade
que le moins qu'on peut ; & lorsqu'il se plaint d'une soif trop pres-
sante, lui permettre de prendre
quelques cuillerées seulement des
eaux de *Spa* ou du vin du *Rhin.*
Les frictions sur la peau sont fort
salutaires, les émétiques le sont
quelquefois aussi ; particuliérement, lorsque le malade est d'un
tempérament fort, parce que les

secousses des parties solides font évacuer les humeurs stagnantes. Enfin dans cette maladie, il ne faut boire que le moins qu'on peut, & préférer toujours les alimens les plus secs. L'exercice, particuliérement à cheval, lorsqu'on est en état de le supporter, est fort salutaire. L'usage des acides est ce qui convient le mieux, pour prévenir & empêcher la putréfaction des sérosités.

De la Goutte.

Cette maladie attaque ordinairement les pieds, comme les parties les plus éloignées du cœur & de la tête, dans lesquelles le mouvement des fluides est plus lent, & la résistance des solides plus forte, ce qui excite un sentiment de douleur des plus vifs, à cause de la lacération des parties nerveuses.

Quoique cette maladie soit pour le plus souvent héréditaire , elle vient néanmoins assez ordinairement de l'usage des alimens trop délicats & trop assaisonnés , d'une trop longue habitude de débauches , des excès trop fréquens du vin ou de quelques autres liqueurs après le repas ; du trop grand commerce des femmes , du réfroidissement subit des pieds lorsqu'on est échauffé , ou de les avoir séchés au feu lorsqu'ils étoient mouillés , d'une vie trop sédentaire , trop molle & trop sensuelle , & de la trop grande application d'esprit.

Le régime est d'autant plus nécessaire dans cette maladie , qu'elle retire ordinairement très-peu de secours de la Médecine. La meil-

leure régle qu'on puisse observer,
est de s'abstenir scrupuleusement
de tout ce qui la peut occasionner
ou irriter. La difficulté de guérir
cette maladie, a fait croire à quelques Médecins qu'elle attaque les
parties membraneuses ; son retour
périodique dans quelques tempéramens & la parfaite santé dont
jouissent ces goutteux, après que la
matiére morbifique est épuisée, a
fait croire à d'autres, qu'elle vient
d'une collection d'humeurs, qui s'é-
paississent quelquefois, & deviennent aussi dures que la corne.

Puisque le défaut de la sueur &
de la transpiration est une des principales causes de la goutte : la méthode la plus sûre, pour la prévenir, doit être de les exciter autant
qu'on le peut ; & il est à présu-

mer que si l'on faisoit suer les pieds
à propos, une pareille évacuation
détourneroit l'accès.

Il faut sur-tout avoir attention
de ne pas prendre de trop forts
purgatifs, depeur de faire remon-
ter la goutte. L'abstinence, & particuliérement de tout ce qui est acide, est en ce cas le meilleur Médecin. Le régime doit être composé
d'alimens capables d'exciter une
légére sueur, & chargés de quelques principes aromatiques & de
quelques sels volatils : un exercice
modéré, *usque ad incipientem su-*
dorem, autant qu'on le supporte
aisément, & qu'il ne fatigue point
trop, est très-salutaire ; les frictions
aux extrémités produisent encore
de très-bons effets. Il est bon de
dormir le plus qu'on peut, & de

tâcher de faire fuer les pieds , mais il ne faut point prendre d'opiates ; enfin il faut toujours tenir chaudement la partie malade , mais n'y jamais mettre aucuns cataplafmes, parce qu'ils en relâchent , & affoibliffent trop les fibres.

Lorfqu'un goutteux ne fent point fon accès dans le temps qu'il le devoit avoir, & qu'en place il fe fent attaqué de quelqu'autre maladie , il doit auffi-tôt mettre tout en ufage pour le faire revenir. Il faut lui appliquer des véficatoires aux jambes, pour attirer les humeurs vers les pieds , & empêcher qu'elles ne fe dépofent fur quelqu'autre partie plus délicate. Si un goutteux fe pouvoit borner au feul ufage du lait , il changeroit tellement la nature de

ses humeurs, qu'il détruiroit entiérement en lui cette maladie ; ou ,
s'il pouvoit seulement bien régler
sa transpiration aux approches de
chaque accès : en la rétablissant ,
il réussiroit souvent, ou à les prévenir , ou du moins à les abreger ,
ce qui lui épargneroit toujours
beaucoup de douleurs.

Des pâles Couleurs , &c.

Lorsque les personnes du sexe
sont parvenues à un âge compé-
tent , & qu'elles ne voyent rien ,
les douleurs des reins , la nonchalance , la paresse sont autant de
symptômes de l'obstruction & de
la suppression qui occasionnent
leur maladie. Lorsqu'elles ont le
pouls vif , à peu-près comme dans
la fiévre hectique , des palpita-

tions de cœur, qu'elles ont de la peine à respirer après le moindre mouvement, qu'elles n'ont point d'appétit, qu'elles ont des vertiges, le visage pâle & les yeux bordés d'un cercle livide, ce font autant de symptômes de la passion histérique : cette maladie est pour elles la source d'une infinité d'autres, & devient à la longue presque incurable, si l'on ne prend soin d'y remédier de bonne heure. Il faut examiner d'abord, si le sang ne péche point en quantité, soit par excès ou par défaut. Dans le premier cas, l'on doit recourir aux saignées qui font alors très-salutaires ; mais dans le second, elles font au contraire très-nuisibles, & il est beaucoup plus à propos de leur substituer les frictions, les bains & les fumigations.

Lorsqu'il n'y a point une pléthore suffisante, il faut se relâcher sur le régime qui doit alors être plus copieux, mais toujours d'alimens sains & nourrissans, chargés de quelques sels volatils huileux; les aromatiques & les végétaux chargés de quelques huiles volatiles, sont en cette occasion très-recommandés, & souvent fort salutaires. Après qu'on a suffisamment relâché, il faut faire prendre quelque chose capable de fortifier les organes de la digestion, & de rétablir le ressort des solides, c'est pour cet effet que les martiaux sont si recommandés dans cette maladie; mais l'on doit craindre de les prodiguer mal à propos, & ne les jamais adminiſtrer qu'avec beaucoup de circonſpection.

Des maladies des Enfans.

La plûpart des enfans nouveaux nés, ont l'œſophage rempli d'une matiére caſéeuſe, quoiqu'ils n'ayent encore rien pris, & tous en général, ont dans tout le canal inteſtinal une matiére noirâtre qu'on appelle *Mœconium*, dont ils ont beſoin d'être purgés ; une cuillerée ou deux tout au plus de bonne huile d'amandes douces, mêlée avec quelque ſyrop convenable en pareille doſe, remplit parfaitement cette indication. Les maladies des enfans au teton ſeur ſont ordinairement occaſionnées par le lait de leur mere ou de leur nourrice qui s'eſt caillé dans leur

eſtomac,

estomac, il faut tâcher d'abord de le délayer, en leur faisant prendre un peu de miel & d'eau délayés ensemble avec un peu de vin, & les purger ensuite avec quelques cueillerées plus ou moins, selon leur âge & leur force, de bon syrop de Rubarbe : on peut encore leur donner quelques petits lavemens, leur faire des fomentations chaudes sur le bas ventre, & y appliquer quelques substances aromatiques en forme de cataplasme, qui souvent ont assez de succès.

Il est dangereux de leur faire prendre, en pareille occasion, aucune opiate, ou sels volatils ; mais parce qu'on estime le fiel, comme un des plus puissans résolutifs du lait caillée : BOERHAAVE s'en est servi, & a donné avec beau-

coup de succès une goutte seulement de celui d'anguille. Les
vents, le vomissement, les coliques, les selles verdâtres & les convulsions, sont autant de symptômes de cette acidité, qui cessent
aussi-tôt qu'on l'a corrigée ; enfin,
pour guérir les maladies des enfans à la mamelle, il faut principalement s'attacher à bien régler,
& faire observer un bon régime à
leur nourrice. Si-tôt que les enfans commencent à manger du
fruit, ils sont tourmentés de vers ;
parce que les insectes y déposent
leurs œufs, & que l'estomac de
ces enfans n'a pas encore assez de
force pour les digérer : ainsi, lorsqu'ils sont sujets aux vers, il ne
faut point leur laisser manger
beaucoup de laitage, de fruit, ni

de sucre qui sont ordinairement chargés d'œufs de ces animaux. On sçait par expérience que le mercure bouilli dans l'eau lui communique la vertu de faire mourir les vers, le fiel des animaux, le miel & l'huilē, le mars, la corne de cerf & le corail en poudre, produisent le même effet.

La plûpart des enfans meurent, lorsque les dents viennent à leur percer ; parce que les vives douleurs qu'ils ressentent alors, leur occasionnent des inflammations, des fiévres & des convulsions auxquelles ils ne peuvent résister. Pour prévenir ce malheur, quand les dents sont prêtes à percer, il faut leur fomenter les gencives avec des décoctions émollientes, leur

tenir chaudement la tête , & leur
frotter les gencives avec quelque
chofe de rude , qu'ils prennent
plaifir à mordre par un inftinct naturel. Lorfqu'ils font attaqués de
quelques convulfions , on peut
alors leur donner quelques fels
volatils , qu'ils font alors beaucoup
plus en état de fupporter , que lorfqu'ils n'étoient encore que nouveaux nés.

Le Rachitifme eft encore une
maladie , à laquelle les enfans font
fort fujets. Elle peut leur venir de
la mauvaife difpofition de leurs pa-
rens , particuliérement du mau-
mais tempérament de leurs meres,
lorfqu'elles ne vivent que d'alimens groffiers ; ils peuvent également la contracter de la mauvaife
difpofition de leur nourrice. Elle

peut encore leur venir d'un trop
long usage de beurre & autres
substances grasses & huileuses ; ou
quelquefois, parce qu'on leur aura fait changer du linge mal sec,
ou qu'on les aura laissés trop long-
temps les pieds exposés aux injures de l'air. Les signes de cette
maladie se manifestent d'eux-mêmes , & il paroît fort probable
qu'elle vient d'une trop grande
quantité d'humeurs acides , qui
amollit & affoiblit leurs os. Il faut
faire observer à ces enfans un régime médiocrement chaud, & y
joindre même quelques épices ;
ne leur laisser jamais manger de
pain frais , le rôti , & en général ,
ce qu'on appelle viande de lait ,
leur est bon. On doit aussi leur faire
boire quelque peu de vin.

On guérit souvent cette maladie, en faisant des frictions aux articulations avec de la flannelle im-
bibée de quelques aromatiques,
& des fomentations de vin de Malaga. Enfin on doit faire faire aux
rachitiques autant d'exercice qu'ils
en peuvent supporter, & particuliérement les exercer à porter quelque chose; il faut encore avoir
soin de prévenir les obstructions
dans le bas ventre, & les purger
de temps à autre, soit par le haut
ou par le bas, après quoi les bains
froids font de très-bons effets.

De la petite-Vérole.

Cette maladie est beaucoup plus
dangereuse & plus funeste, pour les
personnes un peu avancées en âge,
que pour les jeunes gens & les

enfans ; en général, la saignée est
fort salutaire dans son commencement. Lorsque la transpiration se
fait librement sans aller jusqu'à la
sueur, ou du moins à une sueur
violente, on doit l'aider & l'entretenir au moyen de quelques lavemens émolliens : on pourroit aussi
faire quelques fomentations sur la
peau, puisqu'elles sont très-salutaires dans les autres éruptions. Il
faut faire boire copieusement le
malade de quelques liqueurs ra-
fraichissantes, dans lesquelles on
dissoud quelques sels acides ou nitreux, ou quelques autres substances acides, & pour toute nourriture, ne leur donner que du bouillon de poulet sans aucun assaisonnement, ne le point charger de
couvertures au point de le faire

fuer ; mais lui tenir chaudement
la tête & les pieds pendant tout le
cours de fa maladie , & ne le
point gêner du refte du corps , qui
n'a fimplement befoin que d'être
garanti des injures de l'air.

Lorfque l'éruption eft bien faite,
& que les puftules fe mûriffent , il
faut fe relâcher un peu fur la diette , qui ne doit cependant être ni
chaude ni inflammatoire : on peut
alors permettre deux ou trois cueillerées par jour de vin de Canarie ;
mais il faut toujours avoir grand
foin de conformer , & d'approprier
le régime à tous les différens fymptômes qui fe préfentent. Si l'expectoration & le crachement viennent à fe fupprimer , il les faut
rappeller , & tâcher de les exciter
au moyen de quelques incififs ; fi

les

les urines ne sont point assez abondantes , il faut passer quelques
diurétiques. En général , les lavemens donnés à propos , sont très-
salutaires pendant tout le cours
de la maladie.

Quand le pouls est trop élevé ,
qu'il y a insomnie , délire ; symptômes, qui tous, dans d'autres circonstances, demandent la saignée,
on peut également y recourir ; elle a beaucoup de succès , & semble d'autant mieux indiquée qu'on
trouve les poulmons enflammés à
tous ceux qui meurent dans cette
circonstance , inflammation plus
que suffisante pour justifier , & autoriser cette pratique. Si la pétite-
vérole est maligne , tout ce qu'on
peut faire, est de tâcher de faire
précipiter la matiére morbifique

par les selles , au moyen de quelques lénitifs & doux purgatifs donnés à propos.

De la Pierre & de la Gravelle.

Quoiqu'il se puisse former des
pierres dans toutes les parties du
corps , ces sortes de concrétions
ne se font néanmoins , pour le plus
souvent, que dans les reins & la vessie , & il n'y a personne qui n'y
fût plus sujet , s'il n'avoit pas re-
guliérement, & au besoin, la facilité
d'évacuer ses urines. Si l'on examine avec le microscope l'urine des
personnes même les plus saines ,
après qu'elle a un peu reposé , on
y apperçoit de petits points noirs
qui sont autant de petits grains de
sable , & qui par-tout où ils séjournent , grossissent & s'encroutent
par l'apposition continuelle de

nouvelle matiére. Lorsque ces petits grains sont hors des reins & tombés dans les urétères, on les appelle graviers. Lorsqu'aucontraire ils s'éjournent dans les reins, ils y forment une pierre. Une douleur sourde dans les reins & dans les régions lombaires, des urines teintes de sang, des douleurs dans les cuisses, la difficulté de se baisser, des foiblesses & des maux d'estomac, & différens changemens dans la couleur des urines, sont autant de symptômes de cette maladie.

Quand il n'y a qu'une petite pierre dans la substance des reins, elle ne cause pas beaucoup de douleur, non plus que dans la vessie; mais lorsqu'en passant dans les urétères, elle s'y arrête, la

douleur est fort aigue ; lorsqu'elle
est tombée dans la vessie elle n'y
occasionne pas de grandes douleurs dans le commencement ;
mais à la longue, si elle y reste, elle grossit insensiblement, &
ne peut plus passer par l'urétre.
Cette concrétion se fait par couches concentriques semblables aux
différentes écorces d'un oignon à
l'entour du bulbe, ce qui dénote
une espéce d'attraction : observation qu'on peut faire, non seulement sur les petites pierres, mais
encore sur tous les corps solides,
qui, pour peu qu'ils séjournent
dans la vessie, y forment le noyau
d'une pierre ; on en a fait l'expérience avec une bale sur un chien,
& on a reconnu le même accident sur l'homme après des bles-

sûres d'armes à feu, dans lesquelles
la bale étoit tombée dans la vessie. Lorsqu'il y a quelque pierre
dans la vessie, le malade a des
envies fréquentes d'uriner, & ne
peut uriner que goutte à goutte, &
avec beaucoup de peine, parce
que la pierre se place au col de la
vessie, & empêche les urines d'en
sortir : les envies continuelles d'aller à la selle, sont encore un symptôme de la circonstance que nous
venons d'indiquer. On voit aussi une matiére blanche dans l'u-
rine, mais elle paroît quelquefois
également, lorsque la pierre est
dans les reins, ou sans aucune
pierre dans la vessie.

L'usage des délayans & des diurétiques émolliens, est le meilleur régime qu'on puisse prescrire pour

faire sortir la pierre des reins, lorsqu'il y en a une, & qu'elle n'est point trop grosse ; & pour l'empêcher de croître, il faut faire observer un régime aussi rafraichissant qu'on le peut, & faire prendre en même temps quelques diurétiques pour tâcher de la dissoudre, tels que le fenouil, l'orge, l'avoine, le miel & le vinaigre, le sassafras, l'esprit de nitre dulcifié, la graine de lin ; le thé, la mauve, &c. Il faut s'abstenir, autant qu'on le peut, de sel, prendre des bains d'eau chaude & des lavemens de temps à autre. Si la pierre reste long-temps dans les reins, les grands exercices deviennent contraires & préjudiciables. Lorsque la pierre vient à se dégager des reins, il est bon de prendre quelques opiates

appropriés à cet effet , & d'avoir
toujours sur le pubis une vessie
de bœuf, pleine d'eau chaude. Si
les symptômes sont trop violens ,
on peut, pour les calmer, recourir à
la saignée ; on a jusqu'ici proposé
beaucoup de dissolvans , mais il
ne s'en est encore trouvé aucun
dont on puisse répondre : Helmont
recommande à cet effet le sang de
taureau , mais celui de bouc conviendroit mieux. Pour empêcher
la pierre de grossir , il faut procurer une légére diarrhée avec le petit-lait , le bouillon & un régime
humectant.

On fait avec beaucoup de succès des injections d'huile d'amandes douces , pour appaiser les douleurs que la pierre excite sur les
membranes de la vessie. En géné-

ral, ceux qui font sujets à la pierre ou à la gravelle, doivent prendre le petit-lait au printemps, & faire usage de miel dans toutes les occasions, où il peut convenir. Rien ne facilite davantage la sortie des pierres & des graviers, que l'usage de quelques opiates convenables. Lorsqu'en sortant, la pierre s'arrête dans l'urétre, il y faut faire des injections d'huile. La pierre dans la vessie est une maladie très douloureuse & même mortelle, si l'on n'a soin d'en faire l'extraction, opération très-dangereuse, & qui mérite toutes les attentions de la Chirurgie.

Des Rhumatismes.

On attribue la cause des rhumatismes à quelques principes inflammatoires, répandus dans la partie séreuse du sang, ce qui doit autoriser, & confirmer la pratique des saignées, des sudorifiques, des purgatifs & des véficatoires, selon les différens symptômes qui se préfentent. Il faut dans cette maladie se prescrire un régime rafraîchissant, & préférer les végétaux, autant que la commodité le permet. On a vû des perfonnes attaquées de cette maladie, ne s'en pouvoir débarraffer, qu'en se réduisant au petit-lait & un peu de pain feulement.

La crême de tartre prise pendant quelques jours dans du coulis de gruau, eft très-bonne pour calmer, & appaifer les douleurs. Dans les gouttes fciatiques opiniâtres, on employe avec affez de fuccès les cautéres & les véfi-

catoires. L'esprit de thérebenti-
ne mêlé avec le miel, est encore
en ce cas un reméde fort salutaire.

<hr>

CHAPITRE IV.
*Des différentes sortes d'exercices,
& des avantages qui en résultent. Discours préliminaire sur
la Nature de la Transpiration.*

CYrus uniquement occupé
du soin de bien gouverner
ses sujets, imposa aux Persans
de ne jamais manger qu'après
avoir fait quelque exercice. Avant
d'entrer dans le détail des différentes sortes d'exercices nécessaires & convenables à la santé & à
l'entretien de l'œconomie animale,
il est à propos d'instruire en peu de
mots le Lecteur de la nature, de
la transpiration.

Il n'y a aucun endroit sur toute
la surface du corps humain, qui
ne soit criblé d'une infinité de petits pôres , & disposé à laisser
échapper la matiére de la transpiration ; excepté les endroits de la
peau , où il y a quelque cicatrice,
ou qui sont recouverts de callosi-
tés. Dans les pays chauds , en Italie par exemple , les pertes que fait
une personne forte , d'un certain
âge, & qui vit régulierement &
sobrement , par la transpiration
insensible, extérieurement ou intérieurement , par la bouche & les
narines , sont à raison de ce qu'elle
prend , comme cinq est à huit.

La transpiration se fait donc
non seulement par toute la surface
de la peau , mais encore par l'intérieur des narines de la bouche ,

& plus particuliérement encore,
des poulmons. Sanctorius a calcu-
lé que les exhalaifons de ce vifcè-
re, font la fixiéme partie de toute la
tranfpiration : fupputation qu'il
eft aifé de faire en refpirant dans
un bocal d'un temps fort froid. Si
d'un temps de gelée l'on refpire
dans un bocal, ou toute autre vafe convenable, les parois de ce
vafe fe trouvent auffi-tôt couverts
de petites gouttes d'eau qui
fe convertiffent promptement en
glace, dont on peut fe fervir pour
s'affûrer du poids & de la quantité de la tranfpiration.

Lorfque Lewenhoec ne pouvoit
plus appercevoir les petits pôres
de la trafpiration avec fes verres
qui groffiffoient confidérablement
les plus petits objets, il con-

cluoit par le calcul qu'il en faisoit,
qu'un seul grain de sable sur la
peau couvroit l'espace qu'y tien-
nent cent vingt-cinq milles de ces
petits pores.

Si l'on met la main dans un tas
de glace qu'on aura conservé sous
terre pendant l'été, elle fumera
comme si elle étoit dans le feu.
C'est ainsi que la transpiration s'exhale continuellement de toute la
surface du corps : ce n'est pas le
froid qui produit cet effet, il ne
fait que le rendre sensible en con-
densant cette matiére au point de
la faire appercevoir, comme on en
peut juger par la respiration qu'on
ne peut appercevoir en été, lorsqu'elle sort des poulmons; & qui en
hyver, se trouve condensée au point
de paroître comme une fumée.

On peut encore par une autre expérience, faire appercevoir la vapeur de la transpiration : pour cet effet, il suffit de laver son bras, & de le passer dans un vase bien net, & propre à cette opération, c'est-à dire, dont le col soit assez long & mènagé de façon, à favoriser l'issue de cette expérience. On sera surpris alors de voir dans l'espace d'un quart d'heure seulement, la quantité de liqueur qui s'attachera aux parois de ce vaisseau, & dégouttera au fond en forme d'eau claire, d'un goût un peu salé & d'une odeur fœtide.

Sanctorius a passé trente ans à faire des expériences sur ce sujet, dont il a réduit le nombre à quelques observations & à quelques régles générales ; il a trouvé, par exemple ,

qu'un jour il pesoit 120. liv. &
que le lendemain à la même heure il pesoit encore 120. liv. L'u-
rine & les excrémens qu'il avoit
rendus pendant cet interstice, pesoient presque trois livres, & les
alimens qu'il avoit pris, tant solides que liquides, pesoient huit livres, d'où il conclut, que comme
il n'y avoit aucune augmentation
sur le poids de son corps, les autres cinq livres d'alimens qu'il
avoit pris, devoient s'être évacuées
par quelques voies insensibles. De
sorte que de huit livres d'alimens,
il en avoit à peine rejetté trois par
les voies ordinaires, & tout le
reste s'étoit dissipé par la transpiration insensible.

La personne la plus saine & la
plus réservée sur l'usage des choses

non naturelles, sans évacuer aucune sueur sensible, diminuera
cependant de cinq livres en vingt-
quatre heures, au moyen de la
transpiration insensible.

Si l'on est surpris que la transpiration insensible produise une si
grande dissipation, en comparaison de ce qu'on évacue par les
voies sensibles, qu'on fasse attention aux vapeurs qui s'élevent
en l'air, & qui s'amassent en assez
grande quantité autour du som-
met des montagnes, pour y entretenir en forme de pluie une
source intarissable qui fournit continuellement aux ruisseaux, aux
riviéres, aux fleuves & à des dé-
bordemens considérables. On ne
peut comprendre combien un sommeil bien réglé, peut contribuer à
la

la transpiration. C'est pourquoi
ceux qui passent les nuits à travailler, persuadés que c'est-là le
temps le plus propre à l'étude,
agissent directement contre les loix
de la nature; parce qu'en passant
les nuits à étudier le sommeil les
accable, & émousse la vivacité
de leurs facultés intellectuelles.
Pendant le sommeil le corps se
trouve comme suspendu dans un
bain de vapeurs dans son atmos-
phére, ou dans la matiére de la
transpiration qui se trouve con-
centrée & retenue par les couvertures, au moyen de quoi les vaisseaux de la peau s'amolissent, se
relâchent & deviennent permea-
bles de plus en plus. Si l'excès des
veilles est nuisible & préjudiciable,
il ne l'est pas moins de trop dor-

mir comme le remarque Sanéto-
rius, parce que le trop long sommeil appéfantit le corps.

Celfe remarque fort à propos
que les gens de Lettres qui culti-
vent leur efprit au mépris de leur
fanté, deviennent fujets à des maladies continuelles. Il n'y a que
les poulmons qui agitent, & atténuent le fang de ceux qui ménent une vie folitaire & fédentaire,
& ces vifcères font alors leurs
fonétions d'autant plus noncha-
lamment, qu'ils ne font aidés de
l'aétion d'aucun mufcle qui puiffe
accélérer le retour du fang vénal;
c'eft pourquoi cet organe, un
des principaux moteurs de l'œconomie animale, & indifpenfa-
blement néceffaire pour la perfection du fang, fe trouve fort altéré

dans ces sortes de personnes ; de là
viennent l'épaississement & la viscosité du sang, qui ne pouvant
plus circuler, s'engorge & croupit
dans les petits vaisseaux capillaires, & occasionne enfin le scorbut, & mille autres fâcheuses maladies & affections hypocondriaques.

Mais lorsqu'au contraire on entretient la force & la souplesse des
muscles par un exercice modéré,
il n'en résulte que de bons effets.
Cet exercice pousse plus abondamment le sang vers les poulmons
dans les intervalles de la respiration, en accélérant son mouvement dans les veines, & en augmentant sur lui la force des poulmons.

Il n'y a personne qui ne con-

vienne que l'exercice & le mouvement difposent les facultés animales à bien exécuter leurs différentes fonctions, & facilitent à la
nature les moyens de vaincre tous
les obftacles qu'elle a à combattre ;
qu'ils entretiennent la fanté, aident la tranfpiration, réveillent
les efprits, & fortifient toute la
machine humaine, mais peut-
être, ne croira-t-on pas fi aifément
qu'ils guériffent des maladies contre lefquelles tous les fecours de
la Médecine font inutiles, & qui
ont épuifé toutes les reffources
des Médecins les plus renom-
més.

Pour en convaincre, nous allons examiner d'abord quelques-
uns des moyens dont la nature
fe fert, lorfqu'elle fe voit expofée au

danger de quelque attaque inté-
rieure.

Dans les rhumes, maladies,
dans lesquelles la plus grande
partie de la matiére de la tranfpiration eft retenue par un retréciffement fubit des pores de la peau ;
on s'apperçoit bien-tôt que les
particules falines de cette matiére
chatouillent & aiguillonnent les
fibres nerveufes de la membrane
pituitaire, ce qui, par une efpéce de
fympatie, occafionne des convulfions au diaphragme, qui agit alors
fur les poulmons, & en chaffe
l'air qui fort avec violence par les
narines, fur lefquelles il agit avec
affez de force pour ouvrir les glandes de ces parties, & faciliter l'é-
vacuation des humeurs nuifibles
qui y étoient contenues.

Le hoquet est encore un moyen
dont la nature se sert pour se débarrasser du fardeau qui l'opprime ,
elle évacue par ce moyen les parties les plus raréfiées de ce qui est
contenu dans l'estomac , lorsqu'il
est trop plein. Enfin le ris , l'éter-
nuement , le bâillement, &c. sont
autant de moyens que la nature
employe , dans l'occasion , pour
se soulager. D'après tous ces exemples , il est évident que la nature
sçait mieux se soulager au moyen
des différens mouvemens qu'elle
inspire , & qu'elle opére souvent
toute seule , qu'on ne pourroit se
l'imaginer.

Passons maintenant aux avantages de l'exercice , & examinons
de quelle maniére il peut affecter
les parties solides , & les fluides
du corps humain.

Tout le monde convient sans doute que rien ne contribue davantage à la perfection des fluides qu'une bonne digestion, qui consiste dans le mouvement convenable des organes destinés à cette opération. Ainsi toutes les fois que le sang est trop épais, & que les remédes indiqués, en pareille occasion, deviennent contraires ou inutiles; il faut que les solides partagent avec les fluides le poids qui les accable, & qu'ils travaillent de concert à s'en débarrasser, ce qu'on ne peut mieux leur faciliter que par un exercice modéré.

De plus, l'exercice procure une sensation agréable aux parties solides & nerveuses; une légére agitation des esprits animaux peut calmer une douleur fixée dans ces parties, qu'aucun reméde ne pourroit guérir si promptement & avec tant de succès. Il seroit aisé de remédier aux affections qui attaquent le genre nerveux, occasionnées & entretenues par le dérangement des esprits animaux, si l'on pouvoit leur communiquer un mouvement contraire à celui qui a occasionné la douleur, ce qu'on ne peut cependant attendre que d'un doux & léger exercice ; on peut conclure de-là que les secousses du carosse ou de la chaise sont très-salutaires dans les douleurs opiniâtres, occasionnées par le mouvement irrégulier des esprits animaux, particuliérement dans les coliques histériques. Les personnes sujettes aux rhumatismes

mes scorbutiques sont ordinairement assez fortes , & capables
d'entreprendre toutes sortes d'exercices ; tous ceux dont nous parlerons ci-après , leur sont fort salutaires.

Comme les remédes peuvent
devenir infructueux sans le secours
de l'exercice, & que l'exercice sans
les remédes peut pareillement ne
pas opérer avec tout le succès
qu'on se promet , il est quelquefois à propos de joindre l'un &
l'autre ensemble , & ils deviennent
alors de la derniére importance ;
c'est pourquoi avant de parler des
maladies qui ne cédent qu'aux
charmes de l'exercice, nous allons
citer quelques remédes qui semblent le plus demander le secours
du mouvement.

Dd

Le premier est la décoction de quelques bois médicinaux. Les malades qui sont obligés d'en user pendant un certain temps, se plaignent ordinairement de foiblesse d'estomac. Pour prévenir cet inconvénient, lorsqu'on est obligé d'en continuer l'usage, rien n'est plus salutaire que l'exercice du cheval, il réveille les esprits; delà il est aisé de concevoir, combien il peut contribuer à rétablir l'appétit.

Un autre médicament qui demande de l'exercice, est l'usage des martiaux qui sont très-propres à charger l'estomac, particuliérement des hydropiques; & à occasionner des tranchées & autres fâcheux accidens. C'est pourquoi il est à propos de se tenir chaude-

ment, afin que ses particules puissent être mieux dissoutes, & que
l'estomac soit par ce moyen plus
en état de les supporter, à quoi
la chaleur naturelle convient le
mieux. Ce même reméde agit dif-
féremment sur les personnes histériques & les hypochondriaques,
il échauffe trop, constipe & occasionne des maux de tête, un léger
& fréquent exercice remédie à tous
ces symptômes.

Le troisiéme est l'usage des balsamiques. Ces médicamens demandent que le sang soit continuellement dans une agitation des
plus fortes, afin de pouvoir mieux
s'unir & s'incorporer avec les fluides, se porter aux parties pour
lesquelles on les destine, & y produire les effets qu'on en attend. Il

D d ij

faut aussi prendre ces sortes de remédes en grande quantité , du
moins autant que l'estomac les
peut supporter , de sorte que
l'exercice est absolument nécessaire en ce cas ; parce que , quand
tout le corps est bien échauffé ,
l'estomac peut alors en supporter
une plus grande dôse sans aucune disposition à se soulever. Mais
sans nous arrêter davantage sur
cette matiére , nous allons traiter
des différentes maladies qui paroissent plus particuliérement demander le secours de l'exercice : la
premiere est la pulmonie.

Cette maladie est occasionnée &
entretenue par une matiére morbifique d'un tissu lâche, qui n'a pas
besoin d'être si intimement mêlée

avec le sang, que celle des autres maladies chroniques. Dans la pulmonie il faut chercher à évacuer les particules acrimonieuses, qui l'occasionnent, par les sécrétions, préférablement à toute autre voie ; la toux continuelle & la vîtesse du pouls confirment ce que n ous venons de dire de cette maladie : ces deux symptômes font l'un & l'autre clairement appercevoir que la nature fait des efforts continuels, mais toujours insuffisans, pour se débarrasser du fardeau qui l'opprime, & indiquent de plus, que ces particules morbifiques ne s'unissent & ne s'incorporent point avec le sang, comme font celles des autres maladies ; d'où l'on peut conclure qu'un peu plus de chaleur dans toutes les parties du

corps entretenue par un exercice
convenable , feroit agir plus fortement & plus particuliérement les
folides fur les fluides , & diffipe-
roit quantité de ces particules ,
dont la nature cherche continuellement à fe débarraffer. Les effets
de cette efpéce de maladie , prouvent l'importance de l'égalité des
fécrétions ; ils rendent les efprits
languiffans , & relâchent le tiffu
de toutes les parties mufculaires ,
mêmes des poulmons , ce qui
trouble la nature , & l'empêche de
pouvoir fatisfaire à aucune fécré-
tion en particulier , qu'ils lui rendent , pour ainfi dire , impoffible
par la quantité d'obftacles qu'elle
auroit à furmonter. L'augmentation de la toux, pour peu qu'on paffe le moindre purgatif quelque

doux qu'il puisse être , & pendant
l'usage des sudorifiques , lorsqu'on
les employe dans cette maladie ,
confirme évidemment ce que
nous venons de dire. La meilleure
méthode seroit donc de mettre la
nature en état d'opérer elle-même,
à quoi l'on ne peut mieux réussir
que par un léger exercice , soit à
cheval ou de toute autre façon
quelconque , selon ses forces & les
moyens qu'on a de les choisir.

L'exercice du cheval , par
exemple, secoue continuellement
tous les différens viscères contenus dans la poitrine & le bas ventre , & les agite doucement les
uns contre les autre ; pendant ce
temps-là , l'air agit avec beaucoup
plus de force sur les poulmons :
toutes ces circonstances concou-

rent ensemble, & produisent des effets aussi surprenans que salutaires. Lorsque le malade est trop foible, il doit bien prendre garde de monter à cheval, particuliérement lorsqu'il a l'estomac plein ; en ce cas il doit du moins attendre que la digestion soit faite, ou monter à cheval avant de prendre ses repas, car il est assez difficile de résister à cheval l'estomac plein.

Le Docteur Sydenham avoit conçu une si haute idée de cette forte d'exercice , qu'il le croyoit seul suffisant pour guérir cette maladie , pourvû qu'il y eût encore quelque espérance , ou que le dévoyement , si fatal dans cette circonstance , ne fût pas encore parvenu au point d'occasionner des sueurs pendant la nuit ; enfin il ne penſoit pas que le mercure fût plus ſpécifique contre les maladies vénériennes, ou le quinquina contre les fiévres intermittentes, que l'eſt l'exercice du cheval contre la pulmoni.

Mais il prévient les malades d'avoir ſoin de ne ſe point trop fatiguer d'abord, & leur conſeille de commencer par un léger exercice, qu'ils peuvent enſuite augmenter inſenſiblement par degrés; il cite à cette occaſion pluſieurs exemples de cures extraordinaires qui ont été le fruit de cette ſeule précaution, entre leſquels nous en rapporterons un.

Un particulier fut réduit par la pulmonie à une telle extrémité, qu'il ne pouvoit eſpérer aucun rétabliſſement, ni du ſecours de la

Médecine, ni au moyen de l'exercice ; cependant, voyant qu'il étoit
trop tard pour faire, avec quelque
eſpérance de ſuccès, uſage d'aucun médicament, il rappella toute ſa confiance dans le ſecours de
l'exercice, quoique le Docteur n'y
eût plus aucune eſpérance.

Ce pauvre malade ne pouvant
donc ſe promettre qu'une mort
prochaine, ſe détermina néanmoins à eſſayer l'exercice du cheval, & de s'aller promener en
campagne ; mais il étoit ſi exténué que la premiere fois qu'il ſor-
tit, il fut obligé de ſe faire ſoute-
nir ſur ſon cheval par deux domeſ-
tiques ; enfin il étoit ſi exténué que
voulant deſcendre à une auberge
qu'il trouva ſur ſon chemin, ſoit
pour s'y repoſer, ou pour y prendre

quelques rafraîchissemens, l'hôte
fit d'abord difficulté de le recevoir dans la crainte de le voir
mourir chez lui, & d'en avoir
pour héritage la peine de le faire
enterrer. Malgré cette foiblesse,
il continua cependant, à petites
journées, le voyage qu'il avoit en-
trepris, pendant lequel il recouvra tant de force, que quoiqu'un
jour son cheval en buvant se fût
couché dans l'eau, lui dessus, &
qu'il eût été obligé de passer le
reste de la journée tout mouillé,
il ne s'en trouva aucunement incommodé. Enfin il arriva dans
l'endroit où il s'étoit proposé d'aller, beaucoup mieux qu'il n'étoit
avant son départ : & se voyant,
pour ainsi dire, échappé, il né-
gligea pendant quelque temps de

monter à cheval ; mais s'apper-
cevant qu'il retomboit infenfiblement, il fe refouvint de l'avis que
lui avoit donné le doêteur Sydenham avant fon départ. Ce fage
Médecin lui avoit bien recommandé que s'il étoit affez heureux
pour commencer par ce moyen à
fe rétablir , il ne quittât point
trop tôt l'exercice du cheval , parce que fans cette précaution , il
fuccomberoit infailliblement à fa
maladie ; il recommença donc à
monter à cheval , & ne difconti-
nua point cet exercice qu'il ne
fût parfaitement guérir.

Le même Auteur penfe que
cet exercice eft le plus grand fpé-
cifique que l'on puiffe employer,
pour prévenir l'indigeftion de ces
humeurs, qu'il croit être la princi-

pâle cause de la goutte , & pour
fortifier & entretenir l'équilibre
entre les fluides & les solides; mais
il recommande de ne le point interrompre , & de le continuer
exactement tous les jours , sans
quoi il devient inefficace ; parce
que lorsqu'on ne le prend que par
intervalle , il n'a pas assez de prise
sur le tempérament , réduit alors
dans un état languissant & déplo-
rable par l'inaction & la mollesse
auxquelles il est obligé de succom-
ber ; lorsque ce sont des personnes
âgées , qui sont naturellement
plus sujettes à la goutte que de
jeunes gens , elles ne doivent se
livrer à cet exercice qu'avec beaucoup de modération : parce que ,
s'il étoit trop violent , il dissiperoit
une trop grande quantité d'esprits ,

& préjudicieroit l'action des solides, qui s'entretient au contraire
par un doux & léger exercice de cette nature : exercice qui ne plaît pas
toujours aux vieillards naturellement paresseux, difficiles à remuer,
& plus nonchalans encore à cause
des douleurs que leur procure cette
maladie ; c'est cependant le reméde le plus sûr auquel ils puissent
recourir, & sans lequel tous ceux
qu'on a proposé jusqu'ici, n'ont
que très-peu, & souvent même
point du tout d'efficacité. D'ailleurs, si le malade s'abandonne
à une nonchalance trop opiniâtre,
& s'écoute avec assez d'aveuglement pour se refuser un exercice
convenable, ses accès deviendront
plus fréquens de plus en plus, & il
deviendra même insensiblement

sujet à la pierre & à la gravelle, maladies beaucoup plus douloureuses
& plus dangereuses encore que la
goutte. Nous ajoûterons à toutes
ces observations , que l'inaction
& la molesse contribuent beaucoup à la formation de ces concrétions plâtreuses ou calcaires qui
s'accumulent, & se pétrifient dans
les articulations ; particuliérement
aux doigts , où elles sont quelquefois considérables , & souvent même si incommodes, qu'à la fin ces
parties deviennent entiérement
immobiles.

Quant à moi , je sçais par expérience , qu'un exercice journalier ,
assez long-temps continué pour
pouvoir distribuer également l'humeur goutteuse dans toutes les
parties du corps , & l'empêcher de

se déposer sur aucune partie en
particulier , prévient non seulement la formation de ces sortes
de concrétions ; mais de plus ,
qu'il les fait fondre & se résoudre
quelqu'invétérées qu'elles puissent
être , pourvû néanmoins qu'elles
ne soient pas encore endurcies au
point de s'être pétrifiées avec la
peau ; enfin , convaincu de l'in-
faillibilité, ou du moins de la prée-
minence de ce reméde , j'ai souvent observé qu'une personne qui
sçauroit un reméde aussi efficace
que l'est l'exercice contre la plûpart , pour ne pas dire , toutes les
maladies chroniques : & qui auroit assez de discrétion pour s'en
réserver la pratique , pourroit en
peu de temps faire une fortune des
plus considérables , & aussi bril-
lante

lante que rapide. Lorsque le malade est trop foible pour se pouvoir
tenir à cheval , on peut , autant
que ses commodités le permettent, y substituer le carosse ou la
chaise : les légéres secousses que
procurent l'un & l'autre , le met-
tront bientôt en état de n'être plus
gêné dans son choix.

Il faut cependant observer que
plus l'air est sain dans l'endroit où
l'on prend l'exercice , plus cet
exercice est salutaire; c'est pourquoi l'on doit toujours préférer
dans cette circonstance la campagne à la ville, où l'air est plein
de vapeurs qui s'exhalent continuellement de toutes les bouti-
ques & de toutes les manufactures
qu'on y entretient , & où il est aussi plus dense à cause de la grande

quantité & de la proximité des maisons ; il n'y a point de malades qui ne s'en apperçoivent sensiblement, pour peu qu'ils en fassent l'épreuve, & plus particuliérement encore, les goutteux.

De plus, ceux qui se procurent constamment cet exercice pendant quelques heures, le matin & le soir, en retirent un autre avantage ; ils dorment mieux pendant la nuit, ce qu'ils n'auroient pas lieu de se promettre, s'ils restoient chez eux, parce que le moindre mouvement fatigue un goutteux au point de lui procurer le sommeil.

Mais le principal avantage qu'on retire d'un exercice continuel, est d'entretenir la liberté du mouvement des articulations, & de prévenir les anchiloses qui arrivent à bien des personnes après un premier ou second accès de goutte trop long , & qui leur sont occasionnées par la contraction & le racourcissement des tendons des jarrets & des talons.

Tous ces exercices menagés avec la précaution & la prudence convenables , sont pareillement fort salutaires contre l'ydropisie , les affections histériques , les rhumatismes scorbutiques , & les atrophies des nerfs ; lorsqu'après une application trop sérieuse , les esprits se trouvent abatus & languissans , l'exercice du cheval les ranime , & les réjouit beaucoup mieux que le vin ; enfin ils manquent rarement de succès dans mille occasions , où l'on épuiseroit

envain tous les resforts de la Médecine.

De la Navigation.

La navigation eft fort falutaire
aux perfonnes foibles , pourvû que
le navire ne roule point trop , que
la mer ne foit point trop agitée ,
& que les vents ne foient point
trop forts ; elle augmente la tranfpiration , & occafionne ordinairement une gayeté furprenante ; elle
aide la digeftion , & excite l'appétit. Mais le balottement d'une
mer orageufe affecte le tempérament des perfonnes les plus fortes ; fi l'on n'y eft pas accoutumé ,
donne des vertiges , excite le
vomiffement , occafionne des in-
quiétudes infupportables , & fouvent même des défaillances. Ce

mouvement irrégulier a cependant quelquefois guéri, par hazard,
des maladies très-invétérées.

Des frictions sur la Peau.

Les frictions occasionnent une
compression & un relâchement
alternatif de toutes les parties extérieures du corps: lorsqu'on ne fait
que de légeres frictions, la douce
compression que recoivent les veines, leur fait accélérer le mouvement du sang vers le cœur qui ac-
quiere lui-même par ce moyen
plus de force, & est conséquemment plus en état de communiquer au sang la vîtesse qui lui est
nécessaire, pour parcourir tous les
vaisseaux auxquels il le distribue.
On peut augmenter, par ce
moyen, à tel degré q u'on le juge

à propos , la force des fonctions
vitales. C'est pour cette raison que
les Anciens estimoient tant cette
méthode , qu'ils regardoient comme un préservatif de la santé , &
comme un reméde spécifique contre beaucoup de maladies.

Gallien estimoit tant ce reméde , qu'il a composé un livre en-
tier sur son usage & ses effets.

Pour faire les frictions si recommandées parmi les Anciens , ils
plaçoient le malade dans une étu-
ve, & lui frottoient toute la surface
du corps avec des linges secs &
chauds ; ils atténuoient par ce
moyen les humeurs , & augmen-
toient le ressort & l'action des
vaisseaux. Cette méthode est un
moyen sûr de bien rétablir la
transpiration, lorsque par quelque

cause que ce soit, elle a été su-
primée pendant quelque temps ;
& c'est un très-bon reméde dans
les maladies chroniques.

Il est étonnant que cette méthode que les Anciens ont prati-
qué avec tant de succès, qu'ils
ont traité si au long dans tous leurs
ouvrages, dans lesquels ils ont si
bien détaillé & développé les régles & la maniére de s'en servir ;
qu'ils employoient dans presque
toutes sortes de maladies ; & qui,
enfin, étoit si universellement ché-
rie, que les personnes même les
moins opulentes laissoient à peine
passer un jour sans y recourir ; il
est étonnant, dis-je, qu'un reméde, effectivement si salutaire, & en
si grande vénération parmi eux,
soit aujourd'hui si méprisé, & en-

tiérement négligé. L'on s'en éton-
nera encore davantage pour peu
que l'on fasse attention, que toutes leurs expériences s'accordent
parfaitement aux découvertes des
modernes sur l'œconomie animale ; & que non seulement, il se
trouve aussi peu de proportion
qu'ils l'avoient observé, entre les
évacuations insensibles, & toutes
les autres, prises ensemble ; mais,
de plus que ces premieres surpassent de beaucoup toutes les autres.
On peut conclure de ce que nous
venons de dire, que les Anciens
retiroient beaucoup, & de grands
avantages de leur exactitude à observer cette méthode ; & que ces
frictions, toutes méprisables qu'elles nous paroissent, ou du moins
toutes méprisées qu'elles sont parmi

mi nous, répondoient parfaitement à l'espérance qu'ils en
avoient, dans les différentes maladies où ils les employoient; &
que conséquemment nous autres
qui habitons un climat plus froid,
nous aurions plus sujet qu'eux
d'espérer de grands avantages de
cette méthode, si comme eux,
nous en faisions au besoin un usage continuel & souvent réitéré.

S'il nous arrive par hazard une
suppression de quelques onces seulement de la matiére de la transpiration insensible, & que cette
suppression se manifeste par un
rhume ou un mal de tête, vîte;
l'on a recours aux purgatifs; & si
c'est en été, l'on continue de jour
à autre l'usage de quelques purgatifs, ou de quelques eaux minéra-

F f

les, jufqu'à ce qu'on ait entiérement dérouté la nature, qui
fouvent ne peut plus retrouver le
cours de fes fonctions, & ne peut
plus jamais faire une évacuation
auffi abondante par la tranfpiration infenfible, qu'elle faifoit avant
que d'être ainfi forcée & détour-
née de fa route.

Ce n'étoit pas là la méthode des
Anciens, ils aimoient mieux tour-
menter & folliciter la partie qui
étoit en défaut, afin de la pouvoir
remettre en état de faire fes évacuations ordinaires. Ainfi, lorfque
la tranfpiration eft fupprimée en
quelque endroit, & qu'on le peut
diftinguer, foit par la douceur, foit
par la féchereffe de la peau; il feroit
beaucoup plus avantageux de dé-
fobftruer, par quelques légéres fric-

tions sur la partie , les glandes embarrassées , que de boulverser par
d'autres voies toute l'œconomie
animale. Le changement de couleur qui survient à la peau dans
l'endroit où l'on a fait quelques
frictions , démontre suffisamment
combien elles seroient efficaces ,
si l'on sçavoit en faire usage , & les
continuer à propos : on devroit
cependant être plus scrupuleux à
régler & à bien ménager les évacuations qu'elles procurent , qu'à
l'égard de toutes les autres ; puisque ces évacuations sont les plus
abondantes,& que d'ailleurs, elles
se font par des vaisseaux qu'on regarde unanimement , comme les
plus grands émonctoires du corps
humain, c'est-à-dire , la peau , &
toutes les glandes dont elle est par-
semée à l'infini.   F f ij

Pour faire connoître combien
les frictions sont spécifiques en
général , & en prouver assez clairement l'efficacité , pour ne laisser
aucun sujet de s'impatienter dans
l'espérance des secours qu'on en
peut attendre : examinons seulement combien elles sont salutaires dans certaines circonstances
particulieres , telles que sont, par
exemple , la cure des ganglions ou
des tumeurs qui surviennent aux
tendons à l'occasion de quelques
sucs extravasés entre leur gaines ;
les frictions seules suffisent pour
guérir ces petites tumeurs, & quoiqu'il ne paroisse dabord aucun
changement pendant les premieres semaines ; cependant elles ne
manquent jamais de se dissiper ,
pourvû qu'on en continue l'usage,

Or, si les frictions peuvent produire des effets aussi salutaires sur les tendons, qui sont des parties naturellement froides, & pour ainsi dire séches, du moins en comparaison de la peau ; quels bons effets n'a-t-on pas lieu d'en attendre, lorsqu'on les fait pour quelques affections de la peau même, qui est une partie beaucoup plus chaude que les tendons , continuellement abreuvée de différentes humeurs, & toujours prête à fournir à telles évacuations qu'on se puisse proposer ? Cette comparaison ne laisse , ce me semble , rien à desirer ; enfin il suffit d'avoir occasion d'y recourir , pour être convaincu de ses effets & de son efficacité. Dans le rachitisme encore, maladie aussi commune que su-

F f iij

neste , & qui vient souvent aux enfans , faute d'être aussi bien frottés & soignés qu'ils le devroient être : les nourrices, toutes grossiéres qu'elles sont pour la plûpart , sçavent combien ce reméde est spécifique , aussi en retirent-elles tous les fruits qu'elles en attendent , à moins que la maladie ne soit absolument trop invétérée.

Ce reméde n'est pas moins salutaire aux personnes histériques & hypocondriaques : il leur convient même d'autant mieux , que ne pouvant bien supporter aucune évacuation sensible , on est indispensablement obligé de tâcher de leur en procurer d'insensibles ; & si l'on pouvoit découvrir la vraie cause de ces maladies , on reconnoîtroit sans doute qu'elles viennent le plus souvent de quelque interception de la transpiration insensible.

La meilleure méthode de traiter les maladies occasionnées par le relâchement des fibres, est de frotter la partie malade de quelque morceau d'étoffe chaude, imbibé de vapeurs d'ambre, de mastic, &c. afin que par ce moyen, les vapeurs aromatiques puissent mieux pénétrer les parties relâchées ; ces sortes de frictions ne se doivent cependant faire qu'avec beaucoup de précaution & par degré, en observant toujours de régler leurs intervalles, suivant le retour de la chaleur naturelle.

Cette méthode convient entre autres aux personnes foibles, qui ne pouvant marcher, jouissent sans

F f iv

se fatiguer, des avantages du mouvement ; mais si-tôt que par ce moyen on commence à recouvrir ses forces, il le faut seconder & les corroborer, au moyen du mouvement musculaire, soit à marcher, courir, &c. Car à moins de s'accoutumer ensuite, de soimême, à de semblables exercices, on est en grand danger de rechûte, & de se voir insensiblement dans le même état qu'on étoit auparavant.

A quelques exercices qu'on se livre, soit à la promenade, à différens jeux, aux cavalcades, &c. il faut toujours les prendre avec modération d'abord ; & ne les augmenter qu'à proportion, que les forces reviennent. De tous les exercices du corps, ceux qui récréent davantage l'esprit, & qui en même temps peuvent procurer d'autres avantages, tels que la paume, l'escrime, &c. sont toujours les plus salutaires, c'étoit pour cette raison que les sages de l'antiquité honoroient toujours de quelques récompensés ceux qui se distinguoient dans les lutes; afin de rendre par ce moyen la jeunsse, non seulement vigoureuse, mais toujours disposée à affronter les plus grands périls, & à braver toutes les fatigues de la guerre.

Les Historiens Grecs ne sont pas les seuls à nous en fournir des exemples ; les Latins sont aussi bien qu'eux remplis de maximes, pour le soûtien de cette sage politique ; & si les Romains n'ont pas encheri sur ces premiers par les

différens moyens qu'ils ont mis en
usage, pour nourrir & fortifier l'é-
mulation des jeunes gens, dans
l'usage & la pratique de toutes fortes d'exercices du corps, & de
différens jeux propres à les former
pour de plus grands exercices ; au
moins ont-ils la gloire de ne leur
avoir rien cédé sur ce point. Si l'on
en veut croire les deux *Pline*, les
Médecins Romains envoyoient
avec beaucoup de succès les pulmoniques à *Alexandrie* en *Egypte*, non seulement pour leur faire
changer d'air ; mais principalement encore pour les exposer à un
plus long exercice & à une plus
grande agitation, pendant une
navigation aussi longue que l'exi-
geoit un pareil éloignement. C'est
ce qui a fait dire à Celse : *Si vera*

phthisis est, opus est longâ naviga-
tione.

Plutarque, dans la vie de *Tullus Ciceron*, y fait le détail de ses infirmités, & dit, que de tous les moyens qu'il tenta pour le recouvrement de sa santé, aucun ne lui réussit mieux que ses voyages, & la grande exactitude avec laquelle il se faisoit réguliérement faire des frictions ; & *Ciceron* lui-même dans son *Brutus*, dit qu'il étoit si foible que ses amis & ses Médecins vouloient l'empêcher de plaider : mais loin de se rendre à leurs sollicitations, il en fut au contraire si picqué, qu'il résolut d'essuier plutôt toutes sortes de fatigues, que de rien diminuer de la gloire & du plaisir qu'il trouvoit dans l'exercice de sa profession ; en conséquence il entreprit de voyager , ce qui lui rendit bientôt sa santé.

Après tant & de si grands exemples , on ne peut se refuser à l'efficacité de l'exercice pris dans des circonstances favorables , avec mesure , avec patience & avec exactitude; & s'il est vrai que les *Romains* n'ont point connu de Médecin pendant les cinq cens premieres années de l'établissement de leur république ; on ne peut attribuer la bonne santé dont ils jouissoient, qu'à leur grande frugalité , & à la varieté de leurs différens exercices.

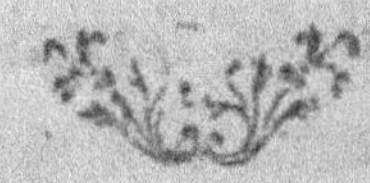

CHAPITRE V.

*Des Bains froids. Leur antiquité,
& leurs différens effets sur le
corps humain.*

NOus avons tout lieu de présumer que les bains étoient
de cérémonie dans la religion naturelle ; la raison en inspira aux
hommes les premieres idées, &
les impressions salutaires des immersions froides, dont la décou-
verte fut, sans doute, un effet du
hazard, ont pû probablement en
confirmer la pratique. L'usage de
l'eau ainsi universellement établi,
& fournissant d'ailleurs, à peu de
frais, toujours de nouveaux moyens
pour se nétoyer, & entretenir la

propreté; le peuple de tout temps,
naturellement grossier , crut que
cet élement agissoit sur l'ame ,
comme sur le corps , ce qui inspira aux Philosophes de s'en servir
pour faire allusion à la pureté du
cœur. Toutes ces raisons porte-
rent les hommes à se laver , avant
d'offrir leurs sacrifices ; d'où l'on
peut conclure que l'usage des immersions & des ablutions , tant en
matiére de religion qu'en fait de
Médecine , est aussi ancien que
celui des sacrifices mêmes.

Si l'on remonte jusqu'au délu-
ge , l'on trouvera dès ces premiers
temps l'usage de se laver , établi ;
Platon dans son troisiéme livre *De
Legibus* , rapporte que les Dieux
avoient purifié la terre par le Dé-
luge ; & que ce n'étoit qu'à cette

intention qu'ils avoient inondé toute la surface de cet élément, cette réflexion inspira aux hommes de s'approprier les mêmes avantages, qu'ils crurent trouver dans les immersions; ce qui semble confirmé par l'autorité de Grotius, lorsqu'il dit qu'on initioit les étrangers au Judaïsme par le Baptême.

Les *Israëlites* étoient accoutumés à se laver, à l'exemple, non seulement des *Patriarches* leurs ancêtres, mais aussi des Egyptiens, avec lesquels ils vivoient, qui étoient très-exacts dans la pratique de cet usage, tant dans les vûes de se purifier, qu'à cause des grands avantages qu'ils en retiroient pour l'entretien de leur santé; & qu'ils avoient d'ailleurs obser-

vé , que les bains froids inspirent
naturellement beaucoup de gayeté, & réveillent les esprits animaux.

Pythagore qui a voyagé en
Egypte , & qui étoit aussi bon Médecin que sage Philosophe , apprit
aux Occidentaux, que pour se bien
porter, il falloit se laver & se baigner ; & ce fut lui qui introduisit
parmi les Grecs l'usage des bains
froids , qu'il avoit vû pratiquer
avec tant de succès en Egypte.

Camden assûre que les anciens
Gaulois entretenoient des fontai-
nes sacrées , auxquelles ils avoient
consacré le nom de *Divona* , & il
est à présumer qu'ils s'en servoient
également en Médecine , que
pour les cérémonies de leurs sacrifices. Cet usage s'est introduit
depuis parmi les Chrétiens ; qui ,

quoique

quoique reglés par d'autres principes, ont néanmoins dédié à plusieurs Saints en particulier, aux
uns des puits, aux autres des fon-
taines, soit parce que ces Saints
s'y sont lavés eux-mêmes, ou parce qu'ils s'en sont servis pour sa-
tisfaire aux autres besoins, auxquels
la nature les soumettoit : & la vraie
religion, loin de préjudicier la
pratique de l'usage qu'on en fait
encore tous les jours, pour le recouvrement de la santé ; l'a au
contraire rendue plus recomman-
dable par les mérites & l'intercef-
fion des Saints, auxquels ces eaux
font consacrées. Les Vies des
Saints nous en indiquent quantité, toutes spécifiques les unes
pour certaines maladies en particulier, les autres pour toutes for-

Gg

tes de maladies en général; moyennant les mérites de ces Saints
qui intercédent continuellement,
pour récompenser la confiance de
ceux qui les invoquent. La foi,
dira-t-on, leur donne en ce cas
toute leur vertu, c'est ce que nous
ne prétendons point discuter; &
& quoiqu'il fût aisé d'expliquer,
selon les loix de la nature, plusieurs événemens que l'ignorance
fait souvent passer pour miracles :
pour ne point augmenter des soup-
çons qui ne sont déja que trop répandus contre la Médecine, nous
dirons seulement que ces mêmes
eaux employées pour les mêmes
usages, quant à la matiére seulement, produisent tous les jours
les mêmes effets sur des personnes
qui n'ont pas à beaucoup près la

foi réquise, pour qu'il se fasse si fréquemment des miracles en leur faveur.

L'ablution qu'on administre aux enfans, comme sacrement dans toute la chrétienté, se pratique comme une cérémonie naturelle dans les Indes & les pays Orientaux selon quelques Historiens, & le rapport d'*Albert de Mandesloes* dans l'histoire des voyages qu'il y a fait. Cet Auteur dit que par un usage universellement établi dans certaines nations, ils lavent leurs enfans aussi-tôt qu'ils sont nés; & que, par ce moyen, ils deviennent si forts & si robustes, que l'on voit communément chez eux des personnes vivre en parfaite santé jusqu'à l'âge de cent ans, & souvent plus loin, sans avoir perdu une seule dent. Les *Afriquains* suivent aussi cet usage, & les *Négres*, la plus grossiere de toutes les Nations, lavent leurs enfans au milieu des fleuves ou des riviéres qui sont le plus à leur portée, sitôt qu'ils sont venus au monde; ils les élévent même dans cette pratique, qu'ils observent réguliérement tous les jours, pendant tout le temps de leur vie: pratique qui seule, sans doute, les maintient en état de résister aux travaux, auxquels on les soumet dans nos Colonies, où les Blancs, qui par une molle délicatesse se refusent tous les moyens de se procurer, & d'entretenir leur santé, pour peu qu'ils affectent leur sensualité, croupissent souvent sous le poids d'une foiblesse si languissante, qu'il ne

leur reste même pas assez de force,
ou plutôt assez de courage pour se
soûtenir.

Olearius nous apprend que les
habitans du Nord sont dans l'u-
sage de se baigner, & qu'en Mos-
covie les hommes & les femmes
sortent tout nuds de leurs bains
chauds pour s'aller aussitôt plonger
dans l'eau froide, ou s'en faire ver-
ser sur eux; & qu'en hyver ils se
vautrent dans la neige : que dans
la Livonie les habitans de Finlan-
de sortent tout nuds de leurs étuves, pour aller courir dans la neige, dont ils se frottent tout le
corps comme avec du savon;
qu'ensuite ils reviennent dans
leurs étuves, où ils restent jusqu'à
ce qu'ils ayent recouvert une chaleur modérée; & que, par ce

moyen , ils s'accoutument dès
leur enfance , à fupporter indifféremment le chaud ou le froid.

Les bains froids occafionnent
un certain tremblement , qui joint
au faififfement & à la furprife auxquels on s'abandonne en fe préci-
pitant dans l'eau , referre étroite-
ment les membranes , & les vaiffeaux dans lefquels font contenus
les efprits animaux , qui fe trou-
vant ainfi forcés & comprimés ,
communiquent plus librement les
impreffions externes à l'ame fen-
fitive. Toutes ces différentes impreffions aidées de l'action de l'air
froid qui nous environne , ani-
ment & réveillent les fens extérieurs , récréent les efprits , &
fortifient toutes nos facultés animales & intellectuelles : tels font

aussi les effets du froid ; mais lorsqu'au contraire l'air est chaud & humide, cette compression ou plutôt ce resserrement diminue, d'où s'ensuit une certaine pesanteur qui rend les sens plus languissans, & qui assoupit les esprits.

L'autorité de Celse doit, ce me semble, suffire pour établir l'efficacité de l'eau froide contre la plûpart des maladies du cerveau. Voici ce qu'il en dit : *Capiti nil æquè prodest atque aqua frigida : itaque is cui hoc infirmum est per ætatem id benè largo canali quotidiè debet aliquando subjicere ; semper tamen, etiam si in balneo unctus est, neque totum corpus refrigerare sustinet, caput aquâ frigidâ perfundere debet.* Ce même Auteur a fait encore une remarque très-curieuse

fur l'ufage des bains froids. Il dit
à cette occafion que les bains
font très-falutaires d'un temps pefant & humide ; & lorfqu'on fent
que fes efprits font abbatus & languiffans. Voici fon texte : *Præci-*
puè omnibus , quibus hoc auxilium
utile eft, eo utendum eft , ubi gra-
viùs cœlum auftri reddiderunt.

Les impreffions fubites que font
les immerfions froides fur les perfonnes yvres, qu'on n'a pas plutôt
plongées dans l'eau, qu'elles recou-
vrent auffi-tôt leurs fens , perdent
leurs yvreffes, & rendent pour l'ordinaire des quantités prodigieufes
d'urine , prouvent combien ce fecours eft efficace pour réveiller les
perfonnes tombées en léthargie.
Lorfque quelqu'un tombe en foibleffe , les perfonnes les plus groffiéres ,

siéres , plus par instinct que par raison, lui jettent de l'eau froide sur le visage , sur les mains , &c ; & par ce moyen , dont ils ne connoissent que le mécanisme , le rappellent tout d'un coup à ses sens ; mais l'immersion qui excite beaucoup plus de frayeur & une plus grande surprise , produit à proportion des effets bien plus salutaires , & dont la promptitude égale le succès ; elle réveille tout d'un coup les esprits, quelqu'endormis qu'ils soient , & leur communique tant de vivacité , qu'ils font entrer en contraction tous les vaisseaux qui leur servent de barriere , ce qui rend la sensation beaucoup plus vive , fortifie tous les organes du corps , & rend à l'esprit sa premiere vivacité.

H h

Agathinus dans son traité sur les bains froids, s'explique ainsi. Ceux qui veulent passer en bonne santé les momens de cette vie, doivent s'assujettir à prendre souvent des bains froids. A peine peut-on exprimer les avantages qu'on retire de cette pratique. Ceux qui sçavent en profiter, quoiqu'accablés sous le poids de leurs années, conservent jusqu'à la fin de leurs jours, une forte complexion, dont la vigueur répond à la couleur vermeille qui brille continuellement sur leur visage ; ils sont toujours forts & agiles, une prompte & parfaite digestion les dispose successivement à un nouvel appétit, ils jouissent entiérement de tous leurs sens, sur lesquels ils conservent toujours un égal empire : en un mot, ils sont toujours en état de remplir à souhait toutes les différentes fonctions qui dépendent de leur individu. Le même Auteur, d'accord avec Gallien & Hérodote, nous conseille de prendre les bains froids le matin & à jeun ; & de ne pas rentrer, qu'on ne se soit auparavant bien réchauffé par quelque exercice modéré, proportionnellement à ses forces.

Nous sommes continuellement exposés à l'action de l'air qui nous environne, dont la force que nous n'entreprendrons point de déterminer, dépend en plus grande partie de sa raréfaction & de sa condensation, qui, selon leurs différens degrés, le rendent plus ou moins pesant, ou léger, & capable conséquemment de produire dif-

férens changemens très - considérables fur nos fluides, felon les différens changemens de temps & de
faifon, ou l'influence de quelques
planettes auxquels il eft foûmis lui-
même ; mais cette action telle
qu'elle foit, n'eft jamais à comparer à la compreffion, qui agit également, mais avec beaucoup plus
de force fur toute la furface de notre corps dans l'eau ; qui étant huit
cens fois plus péfante que l'air ,
doit néceffairement agir avec
beaucoup plus de force : & une
perfonne qui eft plongée à la pro-
fondeur de trente-cinq pieds feulement dans l'eau , réfifte à une
compreffion doublement plus forte , que celui qui refpire en plain
air. Mais quoique cette compreffion diminue à mefure qu'on s'é-

leve vers la surface de l'eau, cependant elle est toujours beaucoup
plus grande, que celle à laquelle
on seroit exposé sur la surface de
la terre ; de sorte que tous les avantages qui peuvent résulter d'une
forte compression , sont autant
d'effets naturels des bains.

L'on conçoit aisément que dans
ces bains, la surface du corps & les
parties qui en sont successivement
les plus proches , sont les premié-
res exposées à une très-forte compression ; que celles au contraire qui
en occupent le centre, le sont bien
moins & beaucoup plus lentement ;
de sorte qu'alors le sang se porte
abondamment , & avec beaucoup
plus de force sur les viscères où il
trouve moins de résistance , que
dans toute autre partie : c'est pour-

H h iij

quoi les personnes foibles, ou qui pourroient avoir intérieurement quelques ulcères, doivent bien prendre garde de s'exposer aux dangers qui en pourroient résulter.

Ceux qui prennent d'ordinaire les bains froids, sont sujets aux maux de tête, s'ils n'ont la précaution de se plonger la tête la premiere, les remarques précédentes en fournissent la raison : la la tête en ce cas, exposée à la seule compression de l'air, & conséquemment beaucoup moins comprimée que toutes les autres parties, ne peut fournir qu'une légére résistance au sang, qui s'y porte avec d'autant plus de violence, qu'il ne trouve, pour ainsi dire, aucun accès ailleurs, & qu'il est de par-

tout renvoyé vers cette partie,
dont il diſtend les vaiſſeaux, avec
tant de force & d'excès, qu'on
s'en trouve enſuite fort incommodé. On ne doit pas attribuer la
gayeté & l'agilité qu'on reſſent
après être ſorti des bains, à une
plus grande évacuation de la matiére de la tranſpiration inſenſible
ſeulement, ou à l'obſervation de
Sanctorius qui dit, qu'*une tranſpira-*
tion libre & aiſée diſſipe la Mélan-
colie ; & qu'une gayeté extraordi-
naire, & dont on ne connoît point
la cauſe, vient de ce que la tranſ-
piration ſe fait bien : elle vient encore du ſoulagement qu'on reſſent,
ſi-tôt qu'on eſt déchargé d'un ſi
grand poids. Les principaux effets
des bains, & en même temps les
plus ſenſibles, dépendent donc

H h iv

de la compreſſion extraordinaire
qu'ils font ſur nos corps, qui fortifie les vaiſſeaux, diſſout & atténue les humeurs, & les rend par
ce moyen, plus propres à traver-
ſer les glandes deſtinées pour les
filtrer, & en évacuer le ſuperflu ;
de plus cette compreſſion déta-
che toutes les matiéres viſqueuſes
agglutinées contre les parois des
vaiſſeaux, les remet dans le torrent
de la circulation, & rend enfin le
mouvement & la circulation d es
fluides plus libres & plus aiſés.

On ne peut donc employer aucun moyen plus efficace que les
bains, lorſqu'il s'agit de diſſoudre
le ſang, ou d'évacuer quelques
matiéres glutineuſes attachées aux
parois des vaiſſeaux ; lorſqu'on
veut nettoyer les glandes, & pro-

curer une filtration plus abondante des efprits animaux, ou les faire couler avec plus de rapidité dans les nerfs ; lorfqu'il faut provoquer les urines, ou lever quelques obftructions au foie, à la ratte, &c.

Tout ce qui peut augmenter le poids de l'eau, ou occafionner le refferrement des fibres de notre corps, produit tous les bons effets qui dépendent d'une plus forte compreffion. Pour cette raifon, les fels diffous dans l'eau de la mer qui en augmentent le poids, la rendent auffi plus efficace pour la guérifon de ceux qui ont été mordus des chiens enragés ; & pour la même raifon encore, plus on les plongera profondément, plus on aura lieu de fe promettre une parfaite guérifon.

L'expérience journaliere nous apprend, quelquefois même trop sensiblement, que le froid resserre : ses effets font sur nous des impressions plus ou moins fortes, à proportion de la rapidité avec laquelle il nous faisit. On ne peut néanmoins déterminer jusqu'à quel point il contribue aux bons effets mentionnés ci - devant, faute de principes pour pouvoir déterminer auparavant, jusqu'à quel point il peut resserrer ; mais malgré notre incertitude fur ce point, nous sommes assurés par tant d'expériences, qu'il posséde cette vertu à un degré plus ou moins considérable selon ses forces, que nous n'en pouvons douter. La contraction des fibres qui résulte de cette modification, se communique à toutes

les parties du corps , & les humeurs font conféquemment agi-
tées avec beaucoup plus de force
dans les vaiffeaux deftinés à les con-
tenir ; de plus la vibration des fibres qui deviennent par ce moyen
beaucoup plus tendues , devient à
fon tour plus vive & plus forte ,
relativement à l'augmentation de
cette tenfion ; de forte que le fang
& les efprits circulent avec beaucoup plus de vîteffe chacun dans
leurs canaux , dans lefquels ils acquiérent par toutes ces circonftances le dernier degré de fubtilité &
de divifion : les bains froids font
donc évidemment efficaces pour
broyer , divifer & atténuer le fang,
& pour le rendre plus fluide & plus
coulant ; également que pour animer & réveiller les efprits ani-

maux , & les faire circuler avec
plus de vîtesse & de rapidité.

La proposition du Docteur
Cheyne , parlant de la force des
animaux , prouve clairement la
force excessive du corps humain ,
lorsque ces vaisseaux sont en contraction , voici comme il l'établit :
cette force , dit-il, est en raison
triple à la quantité du sang qui
circule dans les vaisseaux ; or la
quantité du sang augmente beaucoup , à proportion du volume
qu'il occupe dans ses vaisseaux
resserrés , en comparaison de celui
qu'une même quantité y occupe,
lorsqu'ils sont relâchés ; car c'est
la même chose à tous égards, soit
que les vaisseaux conservent leur
diamétre , & que la quantité du
sang soit augmentée , ou que le

fang foit toujours en même quantité, & que les vaiffeaux dans lefquels il circule, fe refferrent. De
forte que l'on peut fuppofer la
même force à une perfonne dont
les vaiffeaux font contractés &
rétrecis à la moitié de leur diamétre, toutes chofes égales d'ailleurs, qu'à une autre dont les
vaiffeaux ont confervé leur premier état, & dont la quantité du
fang eft augmentée de moitié ;
ainfi, outre les avantages qu'on
retire ordinairement de toutes fortes de bains, il en réfulte un en particulier des bains froids, qui eft de
refferrer univerfellement toutes les
membranes & tous les vaiffeaux
du corps ; & il n'arrive rien, quelque furprenant qu'il paroiffe, dans
toutes les cures qu'ils opèrent

qu'on ne puisse expliquer par ce moyen.

Gallien parlant de cette pratique, dit que c'est un moyen d'autant plus sûr pour entretenir la souplesse de la peau, fortifier les membranes & conserver sa santé : qu'il garantit ceux qui la suivent des impressions trop vives, que font sur nous les changemens de temps, d'air & de saisons.

On croit qu'Antonius Musa fut le premier Auteur des bains parmi les Romains, ce Médecin guérit heureusement l'Empereur Auguste d'un catarre dangereux, par le moyen des bains froids, & depuis il s'en servit avec succès dans presque toute sorte de maladies ; ce fut aussi par son conseil qu'Horace quitta les bains chauds de Baya, qui étoient contraires à ses yeux, pour prendre les bains froids de Clusium & de Gabio, comme il le dit lui-même, Ep. XV. Liv. I.

> . . . . *Nam mihi Baias*
> *Musa super vacuas Antonius & tamen illis*
> *Me facit invisum, gelidâ cum perluor undâ*
> *Per medium frigus* . . . .

Du temps de Pline les bains froids étoient tellement à la mode, que sans en excepter les personnes revêtues des premieres dignités, chacun se donnoit le défi, à qui résisteroit le plus long-temps à trembler dans l'eau la plus froide qu'ils pussent trouver : Senèque même, tout Philosophe qu'il etoit, se glorifioit beaucoup du titre de Psychroluta, & de pouvoir danser dans l'eau froide au premier de Janvier.

Enfin la conservation de la santé, la propreté & le rafraîchissement qu'on sent au sortir des bains froids, sont des avantages suffisans pour en recommander l'usage, & en autoriser la pratique.

CHAPITRE VI.

Combien il est dangereux de se tenir trop chaudement, & de s'assujettir aux fourrures.

IL est constant que nous n'avons que très-peu besoin d'habits. Le visage, naturellement aussi tendre & aussi susceptible des injures de l'air que les autres parties du corps, que la bienséance & l'habitude veulent qu'on couvre, autant par modestie que pour préserver de l'inclémence des saisons,

faisons , nous en est une preuve :
& il seroit à souhaiter que l'on pût
faire attention à l'aveuglement ,
& aux inconvéniens qu'il y a de
s'habiller trop chaudement ; délicatesse des plus pernicieuses , qui
souvent occasionne des maladies
aux personnes les plus saines ,
ou du moins qui , dans quantité
de maladies , augmente les symptômes , & conduit souvent à la
mort ! Si de pareilles précautions
pouvoient quelquefois être salutaires, ce ne seroit, tout au plus, qu'à
ceux qui sont sur le point de s'aller retirer dans des pays plus
chauds , mais nous qui dans ce
climat sommes nécessairement exposés à un froid , pour ainsi dire ,
continuel : nous devons au contraire nous y accoutumer , afin de

pouvoir résister aux plus rudes attaques de ses rigueurs ; c'est donc
au contraire la legereré dans nos
habits qui , dans notre climat ,
doit passer pour la meilleure précaution , & elle n'est pas à beaucoup près si dure , ni si dangereuse
qu'on se l'imagine.

Les premiers habitans des îles
Britanniques , alloient nuds , & se
portoient mieux que ne sont aujourd'hui leurs successeurs , tout
chaudement vêtus qu'ils sont. Les
Sauvages du *Canada* , & ceux qui
sont dispersés jusques dans le fond
du Nord de ce continent derriere
Terre-neuve , suivent encore aujourd'hui à peu près le même usage, sans s'en trouver incommodés ;
au contraire ils se garantissent ,
par ce moyen , de mille accidens

qu'ils ne connoissent point, &
auxquels ils ne manqueroient pas
de devenir sujets, si par trop de
chaleur ils avoient les pôres plus
ouverts & plus relâchés. La bienséance & la modestie sont donc les
seuls motifs qui nous puissent dis-
penser de nous conformer à cet
usage ; mais il nous est aisé de
nous en ménager les avantages,
moyennant des habits plus legers.

Par une délicatesse aussi molle
que bizarre, on se plaît à s'entretenir toujours dans une espéce de
moiteur, & à maintenir ses pôres
continuellement ouverts, comme
s'il ne se faisoit point de transpiration insensible, ou du moins qu'on
n'eût aucun avantage à en espérer ;
mais elle est trop connue pour
qu'on la puisser ignorer, & quoique

ſes évacuations ne ſoient pas à
beaucoup près ſi abondantes que
celles des ſueurs qui forment
quelquefois des ruiſſeaux ſur la
ſurface de notre corps , elles ne
leur cédent cependant en rien de
ce qui peut contribuer à l'entretien de la ſanté ; au contraire , la
ſimple tranſpiration inſenſible eſt
d'autant plus à préférer qu'il n'y
a que des exercices violens , qui
puiſſent exciter la ſueur en ſi grande quantité ; & ſi l'on connoiſſoit
véritablement combien ces ſortes
de ſueurs forcées altérent la peau,
& produiſent de rides , comme l'a
fort bien remarqué Sanctorius dans
un de ſes aphoriſmes , on s'en rap-
porteroit avec d'autant plus de
confiance aux ſoins que la nature
prend elle-même de ſe décharger

de ce qui lui est contraire, qu'elle sçauroit toujours beaucoup mieux répondre à nos vœux, quoiqu'elle nous en laissât ignorer les moyens, que nous n'oserions nous le promettre avec toutes les précautions que nous pourrions prendre à cet effet.

Il est constant que les parties nerveuses de la peau sont universellement très-élastiques, & qu'avec des ménagemens convenables, on pourroit l'endurcir au point de se garantir elle-même dans une partie comme dans l'autre; & nous voyons tous les jours que quoique les glandes de la peau de certaines parties du corps fournissent beaucoup de sueur, ces parties s'accoutument à l'air & à l'humidité, sans que leurs impres-

fions diminuent rien de leurs évacuations ordinaires ; c'eſt pour
cette raiſon que les mains ſuent
quelquefois copieuſement , quoiqu'elles ſoient toujours expoſées
aux injures de l'air ; & on ne voit
guére de perſonnes plus ſaines &
plus vigoureuſes que celles qui.,
ſans beaucoup changer de bas, ſont
accoutumées à reſter toujours les
pieds dans l'eau.

L'eſtomac même , quoique pla-
cé au milieu du corps , & conſéquemment toujours expoſé à une
chaleur très-grande , qui le doit
rendre ſenſible aux plus légéres
impreſſions du froid , eſt cependant ſi bien diſpoſé qu'on peut boire quantité d'eau , même la plus
froide , ſans en reſſentir les moin-
dres inconvéniens , à moins qu'on

ne fut fort échauffé auparavant :
& quoique pour l'intégrité de ses
fonctions, il semble exiger une
chaleur continuelle & des plus
fortes, néanmoins l'intromission
d'alimens froids, solides ou fluides
ne trouble en rien son office, &
ses glandes ne sont pour cela ni
altérées, ni moins en état de
filtrer comme à l'ordinaire les
sucs nécessaires à la digestion. Qui
peut donc nous autoriser à croire que la peau qui est faite, &
placée pour être immédiatement
exposée à toutes les injures de
l'air, soit moins parfaite dans son
genre ? Rien sans doute. L'expérience journaliere nous apprend,
au contraire, qu'elle est composée de vaisseaux assez forts pour
résister aux impressions de l'air qui

nous environne ; & que ſes glandes ſont ſi merveilleuſement com-
poſées , & les ſucs qu'elles expri-
ment ſi ſubtils & ſi ténus , qu'ils
peuvent ſe faire jour , & pénétrer
au travers de la peau , quoiqu'il ne
nous y paroiſſe aucune ouverture.

Il faut bien prendre garde d'exciter trop fréquemment la tranſpiration inſenſible , pour ne pas
s'aſſujettir aux inconvéniens qui
en pourroient réſulter. Quelque
légére qu'on la puiſſe procurer ,
c'eſt toujours forcer la nature ; &
les ſécrétions qu'elle fournit alors,
ne ſont pas à beaucoup près ſi ſalutaires , que celles qui ſurviennent
naturellement.

Je pourrois rapporter ici pluſieurs exemples de différentes maladies occaſionnées par trop de
chaleur ,

chaleur, pour mieux prouver l'erreur & l'aveuglement de ceux qui
sont entêtés à se tenir si chaudement ; mais je me contenterai
d'une seule, c'est la Colique. Lorsque quelqu'un en est tourmenté,
tous ses soins ne roulent que sur les
moyens de se bien garantir du froid;
cependant cette maladie est épidé-
mique dans tous les pays chauds,&
ne se fait sentir que très-rarement
dans les pays froids. Elle est si
fréquente à Surat, qu'à midi &
après dîner, l'air de cette Ville
est, pour ainsi dire, épaissi de vapeurs d'*Assa fœtida*, dont ils assai-
sonnent tous leurs mets, pour
se garantir des tortures de cette
cruelle maladie, à laquelle ils ne
font plus sujets que nous, sans doute, que parce que la grande cha-

leur de l'air qu'ils respirent, raréfie trop leur sang & leurs humeurs , & dilate en même temps
trop leurs pôres ; & il n'y a aucunement à douter que l'habitude
de se tenir trop chaudement , qui
produit ici les mêmes effets que
la chaleur extraordinaire de ce
pays-là , n'ait fait dégénérer en
périodiques, des coliques qui n'é-
toient tout au plus qu'accidentel-
les ; parce que , naturellement
effrayé du premier accès , on a
vainement cru se grantir d'un
second , par des moyens qui n'é-
toient capables que de l'irriter.

Je me souviens d'avoir lû
quelque part une aventure assez
singuliere sur ce sujet, à l'occasion
des manchons. Quelques - uns ,
dit l'Auteur , portoient d'ordinaire

leurs manchons attachés & pen-
dants sur le ventre ; & j'ai appris
qu'un homme fort sain d'ailleurs,
s'étoit plaint de coliques deux ou
trois jours après avoir quitté son
manchon. Ne peut-on pas conclure de-là que cette maladie ne
lui venoit que de s'être tenu le
ventre trop chaudement ? Et par
la même raison, ne peut-il pas
également survenir de semblables
accidens à toutes les autres parties
du corps ? Quelle folie n'est-ce
donc pas pour des personnes qui
ont la poitrine saine, d'entretenir
& de fomenter des maladies,
auxquelles ils ne sont sans doute
assujettis que par leur maniere de
vivre trop molle & trop délicate,
& dont la continuation est plutôt
capable de les entretenir, que de

les détruire. Cet exemple doit, ce me semble, suffire pour encourager un chacun à s'accoutumer au froid, du moins autant qu'il est supportable.

Passons maintenant aux inconvéniens qui résultent de l'usage des fourrures, flannelles, molletons, &c. qui ne sont nécessaires, & ne conviennent tout au plus, que dans une extrême vieillesse. Je ne puis imaginer sur quoi l'on a pû fonder la haute opinion qu'on a universellement conçu des prétendus avantages d'une pareille méthode ; & je suis sûr au contraire, qu'il y a très-peu de personnes auxquelles elle soit de quelqu'utilité : il n'y a même personne à qui elle soit naturellement plus contraire, qu'à ceux auxquels on

en recommande si fréquemment
l'usage, telles sont les personnes
foibles, debiles, hectiques, &c.
Et quoiqu'il s'en trouve quelques-
uns qui croyent en être soulagés,
j'ose du moins avancer qu'ils sont
en très-petit nombre, j'ajoûterai
même encore que ce petit nombre attribue souvent à cette per-
nicieuse coutume des avantages
qui viennent de toute autre cause
qu'il ne connoît point, & qui auroit peut-être opéré sa guérison
beaucoup plutôt, s'il n'avoit jamais suivi ce spécieux usage.

Les personnes d'un tempérament fort, qui boivent & mangent bien, & ne prennent pas assez d'exercice pour dissiper le superflu des humeurs que produit
un régime si nourrissant ; celles

aufli qui fentent quelques douleurs
dans les articulations , qui font
fujettes aux catarres , aux fluxions
& autres femblables maladies
caufées ordinairement par l'abondance des humeurs , peuvent
quelquefois recourir à cette méthode avec affez de fuccès ; cependant s'ils la continuent trop long-
temps , elle occafionnera un fi
grand relâchement fur toutes les
fibres de la peau , qu'elle inter-
ceptra la tranfpiration qu'elle avoit
augmenté d'abord : car quoique la
quantité de la matiére de la tranfpiration foit toujours en raifon du
diametre des pôres de la peau , ce
n'eft pas lorfque la peau eft le
plus relâchée que ces pôres ont le
plus de diamétre. Il faut cependant que la peau foit dans un re-

lâchement considérable, pour que les pôres se puissent dilater jusqu'à leur plus grand diamétre.

Un effet constant & des plus ordinaires de l'usage des fourrures, est d'augmenter la transpiration; & quoi qu'il puisse quelquefois produire de grands avantages, du moins lorsqu'on sçait y recourir à propos, & s'en servir avec précaution; cependant il n'y a rien de plus contraire à la santé, que l'abus ou l'excès qu'on en peut faire. Quant à ses autres effets, ils sont tous incertains, on ne les peut donc regarder que comme des suites du premier. Or, comme l'augmentation de quelqu'évacuation particuliére vient nécessairement de la diminution d'une autre, pourvû qu'on n'ait fait aucun

excès qui puisse y avoir donné lieu;
lorsqu'on s'apperçoit qu'on dissipe
trop, soit par les crachats, par les
urines, ou par les selles, il est alors
à propos de recourir à quelques
moyens qui puissent rappeller la
transpiration, & l'on peut selon
le besoin & les circonstances, se
permettre une fourrure plus ou
moins chaude, il se présente
encore quelquefois d'autres occasions, dans lesquelles l'usage n'en
est pas moins salutaire; lorsque,
par exemple, on se voit menacé
de quelques accès de fiévre par
quelques-uns de ses symptômes
ordinaires, tels que le défaut d'appétit, la nonchalance, un abba-
tement subit, la pesanteur, l'assoupissement, la constipation, &c:
rien ne peut plus sûrement con-

tribuer à la prévenir, que de procurer une libre tranfpiration, la
fourrure devient alors néceffaire ;
mais en pareil cas on ne l'ordonne
que rarement, ou point du tout.
Pour prouver combien les fourrures font préjudiciables & pernicieuses à ceux qui tranfpirent trop,
comme font ordinairement les
perfonnes foibles, & celles auxquelles on eft dans l'ufage de les
recommander, je vais à cette occafion citer un paffage du docteur
Waine-Wrignt.

Une Demoifelle pulmonique,
dit ce Docteur, mit par le con-
feil de fon Médecin une camifole
de flannelle ; jufqu'alors elle avoit
encore pu fe promener & agir
dans fa maifon ; mais deux jours
après, elle fut obligée de gar-

der le lit qu'elle n'a jamais pu
quitter depuis , sans aucune autre
cause du moins apparente , que
pour s'être fourrée de flannelle.

On me persuada il y a environ
dix ans , continue le même Auteur , de mettre immédiatement
sur ma peau une chemise de flannelle pour un gros rhume que j'a-
vois , & je crois qu'elle me fut effectivement salutaire ; mais après
en avoir continué l'usage pendant
deux ou trois ans , je m'apperçus
bien qu'elle étoit contraire &
préjudiciable à ma santé , elle me
rendit si frilleux que je ne pouvois
supporter les plus légéres impressions de fraîcheur , & j'eus lieu de
reconnoître par les tentatives que
je fis pour la quitter , combien elle
m'avoit affoibli. J'avois bien prévû

cet inconvenient, c'est pourquoi
je revenois toujours sur la tenta-
tive, mais j'étois à chaque fois
obligé de la reprendre pour éviter des dangers plus grands que je
ne les voulois encourir : & j'y se-
rois encore assujetti, si, ayant
eu occasion il y a deux ans de
prendre les bains froids dans une
saison fort chaude, je n'avois pro-
fité pour m'en débarrasser de cette
occasion, qui m'a réussi sans
aucun inconvenient.

Si ce que nous venons de dire à
ce sujet, avoit assez de force pour
désabuser quelqu'un de ceux qui
sont dans l'usage de se fourrer, il
me reste à les avertir de ne s'y
risquer que d'un temps chaud ; il
seroit même fort à propos qu'à
l'exemple de l'Auteur que nous

venons de citer , ils priſſent les bains froids auparavant : ils doivent du moins ſe faire faire quelques frictions pour prévenir toutes les mauvaiſes ſuites qui pourroient réſulter d'un pareil changement , s'ils l'entreprenoient ſans aucune précaution.

CHAPITRE VII.

De l'air , ſes Qualités & ſes différentes influences ſur la ſanté.

L'Air eſt une des ſix choſes non naturelles. Cet élement eſt un fluide ſubtil , inviſible & élaſtique , compoſé de différentes particules toutes flotantes dans un eſpace , dont les bornes nous ſont inconnues.

C'eſt-ce que nous reſpirons

continuellement , ce qui nous environne , & dont nous essuyons indispensablement toutes les bonnes ou mauvaises influences ; il est d'une si grande importance pour la vie, que ni l'homme , ni aucun autre animal ne peut vivre un moment sans lui , comme le prouvent tous les jours les expériences de la *machine Pneumatique* ; parce que sitôt que la circulation du sang est interceptée dans quelque animal que ce soit , l'animal périt : or le sang ne peut circuler sans passer aux poulmons, & il ne peut passer aux poulmons , dès que l'air cesse de les dilater. C'est pourquoi la Divine Providence toujours attentive à la conservation de son ouvrage , prend soin elle-même de le purifier , tantôt par les vents

qui disperfent les vapeurs pernicieufes dont il eft chargé, & qui
pourroient y exciter une efpéce de
fermentation. Tantôt par la pluie
qui le lave, & le dépouille de fes
particules falines ; afin que par ces
différens moyens, il foit continuellement plus propre à la refpiration, qu'il foit moins en état de
préjudicier les fonctions des folides
& des fluides du corps humain,
& enfin plus convenable à notre
fanté, pour laquelle il a été primi-
tivement créé.

De la gravité & de l'élasticité de l'Air.

Les deux principales qualités
de l'air, font fa pefanteur & fon
élafticité, qui toutes deux font fuf-
ceptibles de différens degrés, &

font plus ou moins considérables
selon les différentes modifications
de froid ou de chaleur, qui font la
régle de ces deux qualités qu'elles
augmentent ou diminuent dans le
même degré qu'elles nous affectent nous-mêmes ; la pesanteur de
l'air est donc plus ou moins grande suivant les différens degrés de
froid dont elle tire son augmentation , & son élasticité plus ou
moins forte suivant les différens
degrés de chaleur, qui lui donnent
tout son ressort. Ces deux qualités
donnent conjointement à l'air af-
sez de force pour pouvoir dilater
les vésicules des poulmons,& gonfler les bronches : par ce moyen ,
les parois des vaisseaux sanguins
se dilatent , & permettent au sang
de circuler dans la substance des

poulmons, qui, par leur affaisse-
ment, le compriment, & le divisent en une infinité de petits
globules, & le repoussent enfin
dans le ventricule gauche du
cœur, pour être ensuite distribué
dans toutes les parties du corps.
Lorsque la respiration est libre &
reguliére, le cœur reçoit & en-
voye alternativement le sang aux
poulmons & dans toutes les parties du corps, où il est par-tout
de plus en plus broyé, divisé, at-
nué, & enfin mieux disposé pour
enfiler les ouvertures insensibles
des plus petits vaisseaux : mécanisme, successif & continuel dont le
bon ordre fait la régle de notre
vie.

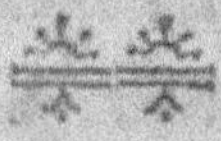

De l'Air pur.

Un air pur n'est ni trop raréfié, ni trop condensé, & doit être propre à s'insinuer dans les plus petits replis de la substance de nos corps, afin que par l'action & le mouvement qu'il communique aux solides & aux fluides, ces derniers se puissent diviser en particules assez déliées pour pouvoir traverser les différens couloirs destinés à les recevoir; il est donc conséquemment nécessaire, mais en cette qualité, de nécessité de moyen seulement, pour l'entretien de la vie. Un air pur contribue aussi beaucoup à entretenir les fibres dans une élasticité convenable pour pouvoir exercer leur empire sur les fluides, & leur faire

suivre la route qui leur est destinée. Tel est l'air que nous devons
choisir pour établir notre séjour ,
du moins autant que nos facultés
le permettent , si nous voulons
passer de longs jours en bonne
santé.

Mais il est souvent difficile de
trouver , ou du moins de se procurer un air tel que nous venons
de le décrire , & presque toujours
impossible de nous garantir de maladies pendant le cours de notre
vie, à moins que d'en prévenir
les intemperies & les injures au
moyen de quelques-unes des choses *non naturelles* ; il faut donc
corriger ses mauvaises qualités , &
en prévenir les suites par un régime convenable. Il n'y a point de
pays où l'air ne soit , de façon ou

d'autre, plus ou moins, mais toujours quelque peu préjudiciable à la santé ; en quelques-uns il est trop chaud, en d'autres il est trop froid : d'un côté ce ne sont que marais, de l'autre il n'y a que des bois & des montagnes : & chaque situation différente occasionne des inconvéniens, qui produisent infailliblement quelque désordre dans l'œconomie animale, si l'on n'a la précaution d'y remédier à propos au moyen des autres choses *non naturelles* ; mais quand malgré toutes nos précautions, nous nous appercevons que ses influences nous préjudicient de plus plus, il faut, sans balancer, se retirer en quelqu'autre endroit, dont l'air soit d'une nature différente & même contraire.

Ll ij

De l'Air humide.

Dans les Pays-plats, humides
& marécageux, l'air est pareillement humide, & de plus, chargé
de vapeurs dont la nature varie relativement à celle des différens
minéraux que la terre y contient.
De quelque nature qu'elles soient,
ces vapeurs affoiblissent toujours
l'élasticité de l'air ; de-là surviennent infailliblement le relâchement des parties fibreuses du corps
humain, & l'obstruction des pôres de la peau. De plus l'humidité
est le *Menstruum* ou le dissolvant
de toutes sortes de sels, & les
sels dissolvent ensuite les sou-
fres ; de sorte qu'un pareil air
est nécessairement surchargé de
particules salines & sulfureuses ;

quels inconvéniens n'a - t - on pas
à craindre d'une telle dépravation ? Malgré tant de dangers,
ces sortes de pays sont souvent
chargés d'habitans, que leur des-
tin, ou la nécessité contraint d'y
demeurer; pour éloigner au moins
une partie des maux qui les menacent, ils doivent autant qu'il
leur est possible, tenir leur maison
féchement, n'avoir aucuns étangs,
bassins, lavoirs ou abreuvoirs trop
voisins ; abattre & couper tous
les bois & taillis qui les offusquent
pour se procurer un air plus libre,
entretenir toujours bon feu chez
eux, & procurer, autant qu'ils le
peuvent, un libre accès à l'air extérieur : c'est dans un pareil séjour qu'on peut impunément se
livrer aux travaux les plus péni-

bles, afin d'entretenir une tranfpiration forcée, capable d'entrainer toutes les fuperfluités groffiéres, que la tranfpiration infenfible ne pourroit jamais emporter :
c'eft encore dans un pareil climat que les frictions font d'un
grand fecours, on doit auffi s'y
accoutumer à dormir moins que
dans un autre pays, boire quelques
liqueurs fpiritueufes ; mais en petite quantité, & toujours vivre
d'alimens naturellement chauds.
Mais ceux qui n'ont aucune obligation d'habiter des climats fi pernicieux, doivent s'en éloigner à
grands pas, s'ils ne veulent être
expofés à des fluxions, fquinan-
cies, pleuréfies, fiévres, pulmonies, & à mille autres fâcheufes
maladies prefqu'incurables.

De l'Air sec.

Cet air est chargé de plusieurs particules salines & grossiéres qui s'introduisent dans les pôres de la peau, les pénétrent & occasionnent souvent des dissenteries & pulmonies ; qui se mêlent non seulment avec le sang; mais de plus qui occasionnent une transpiration trop abondante, & une si grande dissipation de toutes les particules aqueuses, que les particules salines se trouvent toutes abandonnées à elles-mêmes dans les différens couloirs du corps humain, où elles corrodent les fibres qui sont soumises à leur action, occasionnent des inflammations, & produisent de plus en plus tous les mauvais effets qu'on peut

craindre d'une pareille cause ; &
quoique cet air soit généralement
regardé comme le plus sain , il ne
laisse pas de se faire quelquefois
sentir , si l'on n'a soin de prévenir
à propos l'excès de la transpiration
& le trop grand amas des particules salines , par un usage appro-
prié des autres choses *non naturelles*. Dans un pareil climat , ou
par - tout ailleurs où l'on pourroit
craindre de semblables accidens ,
il faut éviter de boire & de manger aucune substance qui prenne
trop rapidement la route de la
transpiration , & préférer toujours
des alimens peu chargés de particules salines , tels que les épi-
nards , les laituës , les melons , les
concombres & autres semblables
rafraîchissans ; le lait & les coulis
font

font encore, en ce cas, de très-
bons effets : c'eſt ſur tout dans un
pareil pays qu'il ſe faut habiller
légérement, qu'on doit ſe dérober aux pourſuites du ſommeil,
que l'exercice ne doit point paſſer
les bornes de la récréation ; &
qu'enfin on ſe doit rappeller tous
les avantages d'une vie ſobre &
frugale. Tel eſt le climat qui convient le mieux aux perſonnes ſujettes à l'aſthme, aux catarres, &
autres maladies cauſées ou entretenues par une trop grande abondance de ſéroſités. Tel eſt encore
celui que l'on doit préférer, lorſ-
qu'on eſt pourſuivi de fiévres ou
autres indiſpoſitions fébriles : enfin
l'expérience nous apprend tous
les jours, qu'il n'y a point de
meilleur ſpécifique contre les rhu-

M m

matismes & autres semblables douleurs causées & entretenues par la
trop grande humidité de l'air, que
de s'en procurer un plus sec. L'on
doit donc, pour peu que l'on s'ap-
perçoive du défaut de la transpiration, choisir un climat plus sec,
& dans lequel les exhalaisons des
vapeurs qui s'élevent de la terre,
soient, pour ainsi dire, impercep-
tibles.

De l'Air chaud.

La chaleur raréfie l'air & augmente son élasticité, met nos
humeurs en mouvement, & relâche les parties solides, autant
qu'elle ne passe point les bornes
d'une juste température. Le gonflement des veines & la douceur
de la peau qui surviennent, lorsque pour calmer les impressions

d'un air trop froid , on s'expose
devant un bon feu , nous fournissent tous les jours de nouvelles
preuves de ces salutaires effets ;
d'ailleurs nous voyons tous les
jours qu'une chaleur modérée, capable seulement d'empêcher l'humidité d'une corde à violon , la
relâche ; & qu'au contraire elle la
grillonne , lorsqu'elle monte à un
degré trop vif. Cette raréfaction
de l'air opére avec beaucoup de
force sur le corps humain.

Sanctorius a observé que non
seulement on transpire davantage
en été qu'en hyver ; mais de plus,
que cette transpiration excéde
quelquefois jusqu'au point d'affoiblir la santé , & d'épuiser les
forces, particuliérement, si l'on
est d'un tempérament foible &

M m ij

trop moû. Pour prévenir d'aussi
fâcheuses suites , il faut se faire
faire de légéres frictions , prendre
les bains froids , & se procurer
un peu d'exercice , soir & matin.

Mais il y a, au contraire, quantité de maladies qui ne trouvent
de guérison que dans les pays
chauds , dans lesquels une cure
radicale succéde bientôt à la diminution subite des symptômes
les plus fâcheux ; c'est - là que
les personnes cachectiques d'un
tempérament flegmatique , doivent chercher leur guérison. L'ana-
sarque à l'épreuve de mille autres
remédes tentés en vain , a souvent
cédé à la chaleur ; lorsque pour cet
effet , on enterroit les malades
jusqu'au col dans du sable chaud.
Rien n'est pareillement plus effi-

cace contre l'hydrocephale qu'une chaleur modérée, elle diffipe les férofités dont les fibres font in-filtrées, & rend les fomentations beaucoup plus efficaces ; lorfqu'on eft fujet au mal de tête, devenu chronique par l'abondance de quelque humeur froide, on ne peut mieux en chercher la guéri-fon, que dans un pays chaud : cette maladie vient fouvent de l'épaififfement du fang, entre-tenu par l'embarras de la tranf-piration, & ne fait que s'ir-riter, quelque reméde qu'on lui puiffe oppofer, fi l'on ne vient à rétablir la tranfpiration, & à pro-curer au fang une raréfaction con-venable. Il eft auffi quelquefois beaucoup plus aifé de remédier à la paralyfie en été qu'en hyver ; la

M m iij

chaleur des bains seule atténue les fluides, les met en mouvement, & vient enfin à bout de la guérir, lorsqu'elle vient du froid ou de la viscosité du sang. Mais cette méthode ne conviendroit pas dans le cas d'une paralysie causée & entretenue par le vice du sang purement rheumatique, elle pourroit au contraire être suivie de phrénésie. Enfin, toutes les fois qu'il s'agit de procurer, & d'augmenter la raréfaction du sang, on ne peut rien prescrire aux malades de plus salutaire, que de choisir un air plus ou moins chaud, selon le besoin qu'ils en ont.

De l'Air froid.

Le froid augmente le poids de l'air, & affoiblit son élasticité;

c'est pour cette raison que nos humeurs sont plus épaisses & plus visqueuses en hyver, & moins propres par conséquent à suivre les routes de la transpiration, dont la seule suppression occasionne les pleurésies, les asthmes, les rhûmes, les inflammations des poulmons : & enfin toutes les autres maladies auxquelles on est si sujet pendant le cours de cette saison. Le sang privé du secours de la transpiration se charge de plus en plus de particules nuisibles qui l'épaississent, & le disposent à s'obstruer, & s'engorger dans les différens couloirs qu'il a à parcourir, & par le séjour qu'il y fait, il devient une source intarissable de maladies inflammatoires : pour en prévenir, ou pour en arrêter les suites, il

M m iv

se faut tenir chaudement , choisir de bons alimens capables d'entretenir l'appétit , boire de bon vin , s'abandonner librement à l'exercice , & veiller tard. Les veilles , selon l'observation de Sanctorius, font circuler le sang du centre aux extrémités , & augmentent la transpiration. Le froid convient néanmoins dans beaucoup de maladies : il abbat en partie les vapeurs , & ralentit la fougue des esprits des Maniaques , qui en souffrent constamment les plus grandes rigueurs. Il est quelquefois salutaire à ceux qui sont sujets au crachement de sang , parce qu'il resserre les vaisseaux , & bouche leur orifice d'un caillot qui les dispose à se refermer ensuite ; enfin il produit des effets

merveilleux dans les fiévres hectiques, & l'on a souvent eu occasion
d'observer que les pays froids agis-
soient dans cette maladie avec
beaucoup plus de succès & de
promptititude, que les plus puissans remédes qu'on eût pû lui
opposer. Ainsi toutes les fois que
le sang ou les humeurs sont trop
atténués ou trop bilieux, l'on
doit prescrire aux malades de prendre l'air de la campagne, & leur
en indiquer un plus ou moins
froid selon leur besoin.

De l'Air trop léger & trop pesant.

Selon les observations de M.
Halley, & les expériences répétées de tous ceux qui ont traité
cette matiére, l'air est beaucoup
plus pesant dans un temps que

dans l'autre. Cette différence, selon notre Auteur, dépend de la
quantité, plus ou moins grande
de vapeurs plus ou moins légéres, dont il eſt chargé. Lorſque l'air
eſt trop peſant, & conſéquemm-
ment ſurchargé de différentes vapeurs, il épaiſſit le ſang, le rend
viſqueux, & occaſionne toutes
ſortes de maladies froides. Lorſqu'on a le ſang ténu & bien divi-
ſé & les poulmons foibles, il ſuffit
de monter ſur le haut d'une montagne, où l'air eſt ſouvent trop
léger pour ſe voir expoſé à des crachemens de ſang quelquefois très-
violens ; il ſuit de cet expoſé,
qu'un air trop condenſé ou trop
raréfié, eſt d'autant plus mal ſain
qu'il eſt plus ou moins difficile à
reſpirer, & c'eſt pour cette même

raison que les plus hautes montagnes font auffi pernicieufes à
la fanté , que les vallées les
plus profondes. Chaque colomne
d'air a moins d'étendue , & doit
être conféquemment plus légére
fur les hautes montagnes que
dans les plaines ; le Capitaine
Halley trouve par les expériences qu'il a faites à Snowden-
Hill , qu'à 310. toifes de hauteur le mercure baiffe d'un pouce , & qu'au haut de la montagne qui eft élevée de 1240. toifes, le mercure baiffe de quatre
pouces ; d'où s'enfuit qu'à cette
hauteur, une colomne d'air d'un
pouce de diamétre fe trouve plus
légére de 20. onces , 6. dragmes,
deux fcrupules; donc, le fang déchargé d'un pareil poids doit fe

raréfier & distendre les vaisseaux,
& occasionner au moins la courte-
haleine. Une liqueur enfermée
dans une bouteille, doit subir la
même raréfaction & la même dilatation ; & l'air contenu dans la
liqueur se raréfiant dans les mêmes
proportions que l'air extérieur, la
bouteille doit casser. Cependant
on remarque que ceux qui respirent d'ordinaire un air léger, ont
l'esprit très-vif & très-pénétrant.
Leur sang & leurs esprits sont libres, leurs vaisseaux se maintiennent dans une juste dilatation ; &
par ces différens moyens, leur
cerveau est réguliérement muni
de tout ce qui lui est nécessaire,
pour se bien aquiter de toutes les
fonctions qui sont de son ressort.

Des effets du froid après la Chaleur.

Lorsqu'après un temps sec & chaud, il survient de la pluie & du froid, les personnes d'un tempérament foible sont d'ordinaire sujettes à des pleurésies, au flux, à la fiévre, au rhume & aux rhumatismes ; maladies qui toutes leur sont occasionnées par le changement subit de l'air d'un état de raréfaction à celui d'une trop grande condensation : ces sortes de changemens arrivent assez fréquemment, sur-tout dans les Iles & les pays Maritimes, & ceux qui les habitent les sentent plus ou moins vivement selon leurs différens degrés, & en pâtissent à proportion. Le froid & l'humidité

bouchent les pôres, & nous rendent sujets à toutes les maladies
que peut causer une trop grande
plénitude d'humeurs chargées de
particules salines, sulfureuses &
aqueuses. Telle est cependant la
nature de la matiére de la transpiration selon Bellini, c'est pourquoi l'on est ordinairement plus
sujet aux fiévres en automne, qu'en
toute autre saison de l'année ; parce qu'alors les nuits sont trop frai-
ches, relativement aux grandes
chaleurs qu'il fait pendant la journée. Cette chaleur jointe au relâchement des parties solides & à la
ténacité du sang, embarrasse la
transpiration, & l'empêche d'en-
traîner toutes les matiéres nuisibles & contraires à la santé pendant le sommeil, qui est le temps

que l'on transpire naturellement davantage. Par toutes ces causes, le sang se coagule dans les petits vaisseaux de l'artère pulmonaire & souvent dans la plévre, d'où viennent les inflammations, la pleurésie, la péripneumonie, les difficultés de respirer, les douleurs de côté, le rhume, la fiévre, &c.

De l'Air corrompu.

Lorsque l'air est trop long-temps en repos, sans aucun vent & sans aucune pluie pour dissiper, balayer & laver les particules aqueuses, salines & sulfureuses dont il se charge, il contracte une espéce d'humidité & d'odeur putride très-sensible, particuliérement sur les lits, tapisseries & autres meubles & fournitures des

maisons peu ou point du-tout ha-
bitées, si l'on n'a soin d'y faire du
feu de tems à autre, & de tenir les
fenêtres ouvertes pour airer chaque appartement. Il seroit moins
pernicieux pour la santé, de demeurer dans un *Charnier*, d'où l'on
auroit tiré les os des morts, que
d'habiter & de coucher dans ces
sortes de lits & d'appartemens.
Les souterrains, dongeons & tous
les endroits enveloppés de montagnes sans aucun soupirail, par lequel ils puissent recevoir horison-
talement de nouvel air, sont nécessairement sujets à cette corruption, qui est la source la plus
ordinaire de toutes les maladies
épidémiques si souvent préjudiciables à la société. La plûpart des
Physiciens modernes pensent que
la

la terre est chargée d'eau & d'a-
cides dont l'assemblage forme un
sel , & que la force attractive
qu'elle a de les réunir , venant à
diminuer & à s'affoiblir , l'acide
s'altére ou s'anéantit , ce qui occasionne la putréfaction & la corruption de l'air : source de toutes
sortes de maladies pestilentielles
qui en résultent infailliblement &
universellement dans tous les pays
où elle vient à se répandre. Telles
sont les fâcheuses suites des grandes chaleurs dont l'excès détruit
entiérement cet acide ; & si quelqu'un échappe à cette contagion ,
ce ne peut-être que parce qu'on a
le sang chargé de particules capables d'émousser & d'empêcher
la fermentation des sels qu'on respire , & qu'on avalle avec sa salive.

N n

Différences de l'Air, des Monta-
gnes, des Collines, des Bois,
des endroits couverts de rochers,
& des Pays marécageux.

Après avoir exposé en général toutes les différentes qualités & propriétés de l'air, il ne nous reste plus sur cette matiére qu'à assigner, en particulier les endroits les plus convenables à la santé, & le climat dans lequel les personnes qui peuvent commodément pourvoir à se la conserver, peuvent le plus sûrement établir, & fixer leur demeure. Sur une hauteur médiocrement élevée, par exemple, l'on respire un air sec, pur & subtil ; la prompte évaporation des vapeurs qui s'y élevent, & de la pluie qui y tombe, y en-

tretient une sécheresse continuelle, les doux zéphires qu'on y respire, y apportent continuellement
un air pur & salutaire, plus ou
moins subtil suivant l'élevation de
la place, qui est d'autant plus convenable à la santé que le sang s'y
maintient toujours dans un juste
équilibre de raréfaction. Une maison, au contraire, bâtie dans
une vallée ou au pied d'une montagne, est toujours trop ou trop
peu exposée à l'action du soleil.
Si la montagne est au *Sud* ou à
l'*Est*, la maison qu'elle couvre de
son ombre, est entiérement pri-
vée des douces influences de cet
astre bienfaisant, & continuellement enveloppée de brouillards &
de vapeurs nuisibles : au contraire
si cette montagne est au Nord, la

maison sera trop exposée à l'ardeur
du soleil , & trop humectée par la
grande quantité de vapeurs qu'il
attire continuellement à lui. De
tous les endroits où l'on puisse
fixer sa demeure , il n'y en a point
de plus contraire à la santé que les
bois & forêts ; l'air sulfureux ou
salin qu'on y respire selon les différentes espéces d'arbres qui y sont
plantés , infecte toutes nos humeurs, & intercepte entiérement
la transpiration : ceux donc qui ,
pour l'ornement de leurs maisons,
les entourent d'avenues , doivent
être aussi réservés sur la distance à
laquelle il convient de les placer ,
que sur le choix de ceux qui sont
les meilleurs à cet effet ou au
moins les moins préjudiciables.
Les pins , sapins & autres arbres

chargés de gommes & de résines,
semblent mériter d'autant plus de
préférence dans les pays froids,
qu'ils peuvent par leurs principes
corriger en quelque façon la rigueur de l'air en hyver. Cette raison ne doit cependant point au-
thoriser à les planter trop près de
sa maison, parce qu'ils empêcheroient le libre accès de l'air, dont
le rafraîchissement est toujours essentiel à la santé, & mérite toutes
les précautions qui le peuvent procurer. Les endroits couverts de
rochers ne sont point non plus
propres à bâtir malgré la solidité
des fondemens qu'on y trouve. La
chaleur y est trop brûlante en été,
& en hyver le froid y est trop sensible; l'un & l'autre de ces extrémités sont également nuisibles &

préjudiciables , & d'après les influences que nous avons demon-
tré qu'elles ont sur nos corps , soit
en maladie , soit en santé , l'on ne
peut être trop soigneux de s'en
garantir ; il n'est pas besoin , ce
me semble , de répéter combien
il est dangereux d'habiter dans les
lacs & les marais , & même de
s'en approcher de trop près , nous
l'avons assez fait connoître à l'occasion des différentes maladies
qu'ils produisent. Outre l'humidité qu'ils occasionnent dans tout
leur voisinage , on n'y peut respirer qu'un air corrompu , contraire,
& même des plus nuisibles à la
santé. Enfin, ils n'offrent qu'un séjour de langueur & d'infirmités.

De l'air de la Campagne.

C'est à bon droit que l'on regarde l'air de la campagne, comme le meilleur & le plus sain, il l'est effectivement, plus ou moins cependant, selon que le terrain contient plus ou moins de sables & de graviers, pour imbiber les humidités superflues; & s'il y a quelques montagnes voisines, l'on doit avoir soin de faciliter l'écoulement des ravines qui en descendent par quelques égouts, ou quelques saignées artificielles: il n'y a point d'endroit plus sain, que ceux où les puits sont les plus profonds, ce sont du moins les plus convenables à la santé, & dont on peut aisément corriger toutes les imperfections.

De l'air des Villes, des Camps & des Armées.

De quelque tempérament que

l'on puisse être, on est toujours
plus ou moins sensible aux impressions que l'on reçoit de différentes
odeurs ; & quoi qu'on ne les res-
sente pas tout d'un coup, l'on doit
appréhender les mêmes effets des
odeurs les plus foibles, si on y est
long-temps exposé, que ceux que
l'on voit tous les jours résulter immédiatement des plus fortes. L'habitude nous y rend moins sensibles, je l'avoue, les épiciers, les
tanneurs, les chandeliers, les rapeurs de tabac, &c, nous en semblent autant de garants : cependant, elles opèrent infailliblement
à la longue, & altérent le tempérament, soit en bien ou en mal ,
selon les différens principes qu'ils
lui opposent à combattre , & ce
sont sur tout les mauvaises odeurs
qui

qui occasionnent tant de fréquentes & si dangereuses maladies ,
plus dans les Villes que dans les
Campagnes. La mortalité qui se
répand si fréquemment dans les
camps & les armées , ne vient non
plus que de cette même cause ;
l'homme porte naturellement avec
lui la cause de sa destruction , s'il
n'a la précaution d'en prévenir les
suites : mais il n'est pas si aisé d'y
obvier dans un tumulte , où la
confusion met le plus la vie des
hommes en danger , & où, malgré
les plus grands soins, on est toujours à la veille d'être la dupe de
mille circonstances qu'on ne peut
maîtriser , tel a toujours été le
sort des armées ; sort fatal & souvent plus préjudiciable que les
journées les plus sanglantes & les

plus meurtrieres ; pour n'en pas
devenir les victimes, les Juifs,
Peuple chéri, reçurent à cette occasion un commandement exprès.
*Habebis locum extra castra, ad
quem egrediaris ad requisita naturæ,
gerens paxillum in balteo, cumque
sederis fodies per circuitum, & eges-
ta humo operies.* (*Deuter.* Chap.
XXIII. verf. 12.13.) Sans cette
précaution il auroit été impossible
à cette nombreuse armée de subsister pendant un aussi long voyage
que fût le leur, d'*Egypte* à la *Terre Promise.* De toutes les maladies,
la dyssenterie & les fiévres font
celles qui désolent davantage les
camps & les armées, & quoi
qu'elles y puissent survenir de quelqu'autre cause, rien n'y contribue
davantage que l'air corrompu

qu'on y respire, à cause de l'amas
d'ordures & de saletés dont ils sont
indispensablement remplis ; à celles-ci joignez les vapeurs de la respiration des hommes & des autres
animaux vivans ; toutes ces causes chargent tellement l'air, qu'ils
devient d'un poids considérable :
d'un autre côté, la chaleur du
camp lui ôte, ou du moins diminue beaucoup son élasticité ; toutes ces circonstances réunies, le
dépravent, & lui ôtent toutes les
bonnes qualités qui le rendent propre à la respiration ; la respiration
devient donc gênée, & ne se fait
pas aussi librement qu'à l'ordinaire ; les poulmons n'agissent plus
assez sur le sang qui s'épaissit insensiblement, devient visqueux,
& produit enfin toutes les mala-

dies dont nous venons de parler.

*De l'air de la Mer & des causes
qui font prévoir le changement
de temps.*

L'air de la mer est salin, humide & occasionne aux Mariniers
des maladies dont on ne connoît
à terre que le nom. Les alimens
salés qui font souvent toute leur
nourriture, & la rigueur du froid
auquel ils sont exposés, y ont aussi
beaucoup de part. Mais c'est principalement à l'air qu'ils respirent,
& qui se mêle à tout ce qu'ils boivent & ce qu'ils mangent, que
l'on en doit attribuer la premiere
cause. Les particules salines répandues dans l'air qu'ils respirent
& dans tous leurs alimens, crispent
les fibres de leurs intestins, & les
constipent tous à tel point, que

pour leur procurer la moindre évacuation, on eft obligé de doubler
la dofe des médicamens les plus
forts : quelquefois même ne réuf-
fit-on pas encore. Le fcorbut eft
de toutes les maladies celle à laquelle ils font le plus fujets ; il
eft même affez rare qu'ils l'écha-
pent, fur-toutdans de longs voyages ; & quoiqu'ils n'en fentent aucuns fymptômes, on ne doit pas
pour cela les en garantir : auffi eft-
ce la feule qui les puiffe allarmer ?
Tous les pays maritimes fe fentent
un peu de ces inconvéniens & font
mal fains, fur-tout à caufe de la
variété du temps qui y eft beaucoup plus inconftant qu'en pleine
terre. Ce changement de temps,
tantôt froid, tantôt chaud, tantôt
à la pluie, tantôt au vent, agit

O o iij

d'une façon furprenante fur toute
la nature , parce qu'il altére toujours la gravité & l'élafticité de
l'air : cette altération excite des
douleurs plus ou moins aiguës ,
qui font autant d'avant-coureurs
des changemens de temps; parce
le fang étant alors plus raréfié ,
agit avec plus de force fur les
membranes , & y excite un fentiment de douleur qu'on ne fentoit
point auparavant , & qui fubfifte
jufqu'à ce que les fluides & les folides fe retrouvent en équilibre :
ceux qui ont eu quelque fracture ou
quelques plaies confidérables, font
tous les jours à cette épreuve.

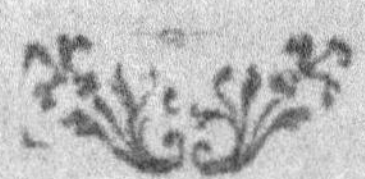

CHAPITRE VIII.

Des Passions. Leurs différens rapports & leurs effets sur nos tempéramens.

LEs passions sont des accès périodiques de folie qui entraînent nos esprits avec tant de violence & de furie, qu'on ne s'en peut rendre maître ; & pour peu qu'on s'y habitue, elles prennent insensiblement un si grand empire sur nous-mêmes, qu'il n'y a que la main seule du Tout-puissant qui nous puisse délivrer de leur tyrannie. Rien ne prouve plus évidemment en nous la présence de *Dieu*, qu'un vrai mépris des plaisirs & le refus de tous ses appétits.

C'est-là ce qui confirme en nous l'existence de la grace, & ce qui prouve invinciblement en même temps celle de notre ame. Les brutes ont un inftint, & peuvent, en conféquence agir felon les loix que leur dicte leur nature ; mais l'homme inftruit des loix de fon Créateur, doit, plus encore par reconnoiffance que par obligation, fe fouftraire à tous fes appétits quelques forts qu'ils puiffent être ; & c'eft dans ce refus que confifte proprement ce que nous appellons vertu.

L'Ecriture nous apprend que la volonté eft une puiffance aveugle dépendante de l'entendement, comme l'entendement dépend lui-même des impreffions extérieures qui affectent nos fens : or fi cette puissance intermédiaire entre notre volonté & nos sens vient à souffrir du mauvais état des solides ou des fluides, elle ne peut plus recevoir les impressions convenables, ni en transmettre une image fidelle à la volonté : en ce cas nous tomberions infailliblement dans les fautes les plus grossieres, si la bonté du Tout-puissant & les sages conseils qu'il nous inspire, ne nous les faisoient éviter ; avantage auquel on ne peut parvenir, si l'on ne jouit pas librement de ses facultés intellectuelles.

Nous ne voulons, & ne faisons rien que sous un bon prétexte : nous devons donc apporter tous nos soins à bien régler nos sens, afin qu'ils puissent plus sainement distinguer le bien & le mal, & ne

pas se laisser entrainer par un faux
brillant & des rapports trompeurs.
Les Sçavans qui nous ont précédé
depuis la venue du Messie, ont li-
vré tout leur temps & tous leurs
soins pour éclaircir notre jugement, & pour nous apprendre à
bien régler nos facultés intellectuelles sur ce point; & quoique les
passions soient toujours soumises à
l'empire de la raison, cependant
les exemples des malheurs qui
nous menacent, & l'espérance flatteuse du bonheur qui nous attend,
n'ont pas encore assez de force
pour nous soustraire à la poursuite
des tentations.

Que nous serions malheureux,
si au comble du bonheur, sous les
mêmes conditions qui furent im-
posées à notre premier Pere, une

seule offense devoit nous en priver pour jamais. Mais par une miséricorde infinie , nous avons de nouvelles loix , de nouvelles promesses , & des secours infaillibles dont le bon usage suffit pour arrêter la fougue des passions les plus déréglées , & les assujettir pour toujours à la raison.

Utilité de la Médecine pour refréner les passions.

Le principal but des Médecins doit être de bien persuader leurs malades de l'importance de se rendre maîtres de leurs passions , & de leur démontrer par la quantité de maladies qu'elles peuvent produire , combien elles peuvent préjudicier la santé. Nous avons mille exemples de gens coléres & emportés, qu'on a rappellé à une dou-

ceur d'ange, seulement au moyen
d'un raisonnement sain & bien établi. Or, puisque l'on peut vaincre ses passions, en prenant le
temps & les moyens convenables,
quels efforts ne devons-nous pas
faire sur nous-mêmes pour arriver
à ce grand but, qui nous est une
source intarissable de tant d'avantages ? Le bien de notre famille,
le plaisir de jouir d'une santé parfaite, la tranquilité de notre ame,
l'espérance d'un bonheur éternel,
enfin dépend de bien régler
nos passions.

En second lieu, lorsque les passions viennent d'un penchant naturel, ou que la trop grande quantité des humeurs cause quelques
émotions dans le cerveau, c'est aux
Médecins à les corriger, ou à les

diminuer par des altèrans & des évacuations convenables : l'augmentation de la transpiration, ou toute autre sécrétion pareille peut affoiblir l'excès de la mélancolie ; un régime échauffant peut ensuite ranimer & réveiller les esprits, & l'on parvient au but qu'on se propose, en éloignant insensiblement tous les objets qui pourroient y être contraires. Mais un tempérament colére, entretenu par la vivacité des esprits & le bouillonnement du sang, n'est pas si aisé à dompter. Sanctorius a observé qu'on a plus de peine à rétablir la transpiration dans son état naturel, lorsqu'elle est portée à un certain excès par le déréglement des passions, que si cette augmentation venoit de quelque exercice. On

peut cependant dompter & adoucir l'irritation du sang , quelque
violente qu'elle puisse être.

*Difficulté d'expliquer l'union du
corps avec l'ame.*

Quoiqu'il soit évident que l'a-
me & le corps agissent réciproc-
quement l'un sur l'autre , que le
sang puisse troubler les fonctions
de l'ame , & qu'une forte agitation des esprits puisse occasionner
à quelques personnes des flux, des
diarrhées , &c , enfin quoique ce
rapport mutuel se manifeste à chaque instant de la vie ; cependant
personne n'a pû jusqu'ici développer le mécanisme de cette union ;
de quelle audace prétendrions-
nous donc déterminer sur des matiéres encore plus incompréhensi-
bles , avant que d'être éclaircis de
cette difficulté ?

Nous pouvons parler avec une espéce de certitude des décrets de la Providence, quoique nous ne connoissions pas véritablement la nature de nos corps. Le plus haut point où nous puissions monter, est de pouvoir assurer l'union d'un être matériel avec un être immatériel : union qui, jusqu'ici, a toujours été confirmée de l'aveu de gens les plus éclairés. Mais comment & pourquoi cet être est-il privé de la puissance qu'il a d'agir sur l'autre, lorsque le cerveau est affecté, c'est ce que l'homme ne peut bien expliquer.

Des effets de la crainte & de la tristesse, & des impressions qu'elles font sur les Nerfs.

Il s'agit maintenant d'expliquer les effets que produisent les prin-

cipales paſſions ſur l'œconomie
animale. La crainte & le chagrin
affectent les organes du cerveau,
de même que les bains font les fibres du corps humain. Et ſi nous
admettions un mouvement rétro-
gradé des eſprits, peut-être croi-
rions-nous qu'ils retournent au
cerveau, comme à leur centre &
à l'endroit le plus ſûr. Quoi qu'il en
ſoit, on peut dire que dans les perſonnes timides, les nerfs ont un
mouvement antipériſtaltique, &
que les eſprits ſont embarraſſés, &
empêchés dans le cours naturel de
leurs fonctions, ce qui eſt d'autant plus vraiſemblablement l'é-
tat naturel de la crainte que toutes
les autres conſéquences en éma-
nent. Pourquoi par exemple, le
ſang circule-t-il alors plus abondamment

damment & plus lentement dans nos vaisseaux ; si ce n'est parce que les nerfs sont bouchés , & ne permettent pas aux esprits un passage libre pour arriver au cœur, qui privé de leur secours , ne peut se contracter , ni se dilater comme il le feroit ? Pourquoi soupirons-nous dans la tristesse , si ce n'est parce que le sang stagne pendant un certain temps dans les poulmons qui se trouvent enfin embarrassés , s'irritent , se contractent , & secouent par ce moyen le fardeau qui les gêne par une longue inspiration qui est immédiatement suivie d'une forte expiration ? Pourquoi devenons-nous pâles & tremblans, si ce n'est parce que tout le sang destiné pour les extrémités , n'y peut pas circuler librement

P p

faute d'esprit pour les faire avancer ? Pourquoi la parole nous manque-t-elle , si ce n'est parce que les muscles sont privés des esprits qui leur communiquent le mouvement ? Le défaut d'appétit , les mauvais tempéramens , les paralysies, le scorbut, les vapeurs, &c, sont souvent autant de maladies occasionnées par le défaut d'une quantité convenable d'esprits si indispensablement nécessaires à chaque action de la vie, que pour peu qu'ils manquent , les fonctions s'exécutent nécessairement mal. La terreur & la crainte poussées à leur plus haut degré , ont des suites terribles & des plus funestes. Elles suppriment tout d'un coup toutes les évacuations du sang, elles occasionnent des toux convulsives , &

tuent une personne en un moment. L'on voit tous les jours des personnes mourir tout d'un coup, après une frayeur subite. On peut assurer qu'alors les esprits n'ont aucune communication libre du cerveau aux autres parties du corps, & que cette obstruction est universelle, d'où s'ensuit un résroidissement subit de toutes les parties du corps, qui tombent sans mouvement & sans vie.

De la Colere & de ses effets.

Après avoir démontré que la crainte dépend de la contraction des fibres du cerveau, nous pouvons, par des raisons contraires, conclure que la colere produit tous ses effets par la dilatation qu'elle occasionne dans tous les

paſſages des eſprits. La fatigue que
reſſentent ordinairement les perſonnes qui y ſont ſujettes , nous en
eſt une preuve. Ils ne ſont plus
ſujets que les autres à ſe fatiguer ,
que parce que les eſprits ſe portent avec plus de vivacité & plus
d'action dans toutes les fibres ; &
même pour ainſi dire ſans inter-
ruption , ce qui les entretient dans
une tenſion continuelle : c'eſt par
ce moyen que la colere occaſionne
à quelques perſonnes des flux , des
convulſions , des épilepſies , des
palpitations de cœur , & à d'autres
des fiévres ; parce qu'alors les eſprits ſe diſtribuent dans tous leurs
nerfs , avec une impétuoſité extraordinaire , ce qui les dilate , les
gonfle , pour ainſi dire , & met le
ſang & les vaiſſeaux en déſordre ;

La colere est un ennemi dangereux qu'on doit éviter avec autant
de précaution qu'un lion ou un ti-
gre , enfin c'est une espéce de folie tout-à-fait indigne de l'homme.

De la joie.

La joie & la gayeté excitent la
transpiration , parce qu'elles raniment , & accélérent le mouvement des fluides. Elles donnent
aux esprits un passage libre , parce
qu'elles procurent le relâchement
des fibres ; elles atténuent les humeurs , & font exécuter à propos
toutes les fonctions qui dépendent
de l'équilibre de la circulation du
sang. Dans cet état , il ne se fait
aucune sécrétion que des humeurs
qui pourroient être nuisibles au reste de la masse. C'est cependant

une paſſion qui, portée à un certain
excès, peut devenir dangereuſe &
nuiſible. Une joie immodérée affoiblit les eſprits & cauſe ſouvent
des morts ſubites. L'on a vû par
quantité d'exemples, qu'une trop
grande circulation des eſprits, eſt
devenue fatale dans des maladies
convulſives; & le but qu'on ſe
propoſe dans l'uſage des cordiaux
hiſtériques, eſt d'empêcher les
mauvaiſes ſuites de ces ſortes d'ir-
ruptions. Les épileptiques ſont ſujets à tomber en mélancolie, aux
paralyſies & autres maladies flegmatiques; vers le déclin de leurs
accès, ils ſe plaignent de ſentir
quelques douleurs, & ſe trouvent
fort foibles, ce qui prouve qu'une
trop forte agitation des eſprits eſt
très-préjudiciable. Toutes les au-

tres paſſions font du plus au moins les mêmes impreſſions ſur nos eſprits & ſur nos humeurs.

CHAPITRE IX.

Des Maladies particulieres à cha-que état en particulier.

NOus parlerons dans ce cha-pitre de tous les différens états auxquels l'homme eſt natu-rellement réduit, ſoit pour ſon in-têret particulier ou pour le bien de la ſociété, & nous examinerons ſé-parément tous les différens em-plois & les différentes profeſſions de cette vie, en tant qu'elles nous rendent ſujets à quelque maladie particuliere.

Ceux qui travaillent dans les ſouterains, dans les mines, &c,

font ordinairement conftipés , &
ont le vifage pâle. Ils ont les jambes enflées , & ne refpirent qu'a-
vec peine ; pour y remédier , ils
doivent prendre toutes les précautions convenables pour permettre
un libre accès à l'air extérieur qui
puiffe corriger celui qu'ils refpirent , & en augmenter la raréfaction. De tous les alimens ceux qui
leur conviennent le mieux , font
le lait, le bouillon gras & autres
chofes femblables.

Les Taillandiers , Chaudron-
niers , Poëlliers , Dinandiers & autres Ouvriers en cuivre , font très-
fujets à la toux & aux afthmes. Pour
fe garantir de toutes ces maladies
affectées à leur métier, ils doivent
fe prefcrire un régime doux & ra-
fraîchiffant.

Les

Les Doreurs sont sujets aux paralysies, aux asthmes, aux vertiges & au scorbut, ce qui leur vient des particules subtiles de mercure qu'ils respirent en travaillant : pour y remédier, ils se doivent tenir chaudement, & se purger souvent; parce que la chaleur fait exhaler le mercure, & que les purgatifs l'entrainent avec eux.

Les Chymistes deviennent le plus souvent pulmoniques. Les vapeurs nuisibles auxquelles ils sont exposés, corrodent les fibres de leurs poulmons, & y occasionnent des ulcères & des abscès; comme ces vapeurs sont surchargées d'acides, ils doivent les contrebalancer par un usage proportionné d'alcalis fixes ou volatils.

Ceux qui travaillent aux glace-

Q q

ries & aux verreries, ſont le plus communément attaqués de pleuréſie & de toux chronique ; pour en prévenir les ſuites, ils doivent faire uſage de quelques ſels volatils qui puiſſent empêcher la congelation du ſang, & détruire les cauſes de ces maladies.

Les Potiers ſont ſujets à la cachexie, à la léthargie & à la paralyſie. Ils doivent tacher de prévenir toutes ces maladies par l'uſage de quelques médicamens purgatifs tirés des martiaux & des mercuriaux.

Les Peintres ſont ſujets à pluſieurs maladies, telles que la perte de l'odorat, la mélancolie, la corroſion des dents, la cachexie, le tremblement des membres & pluſieurs autres. L'uſage des eſ-

prits volatils leur est fort salutaire , pour empêcher les particules minérales qu'ils peuvent avaler ou inspirer de devenir trop cor-
rosives.

Les Forgerons sont ordinairement chassieux & sujets aux cons-
tipations & inflammations qu'ils
doivent prévenir & guérir par un
régime doux , humectant & rafraîchissant, tel que le lait , les coulis ,
&c.

Les Chandeliers , Epiciers ,
Tanneurs , Foulons & Dégrais-
seurs , ont souvent des vertiges ,
des tournoyemens & douleurs de
tête , perdent l'appétit , & deviennent pâles. Toutes ces maladies
leur viennent de l'exhalaison de
différentes odeurs, auxquelles ils
sont exposés. Les acides , les émé-

tiques & les catartiques leur font très - convenables. Les premiers corrigent les particules huileufes qui fe font mêlées avec leur falive & leurs alimens dans l'eftomac , & enfuite répandus avec le chyle dans la maffe du fang & dans toutes les parties du corps.

Les Marchands , Rapeurs & Fabriqueurs de tabac , font très-fujets aux maux de tête & d'eftomac qu'ils doivent prévenir par quelques émétiques de temps à autre , parce que les exhalaifons du tabac contiennent un fel furchargé de foufre ; c'eft pourquoi , ceux qui font dans l'ufage d'en macher, y doivent mêler quelque acide doux , qui en puiffe prévenir les mauvais effets.

Les Foffoyeurs & Porteurs de

corps morts sont fréquemment attaqués de catharres, d'hydropisies, de suffocations & de fiévres malignes. Ils se doivent purger souvent pour se débarrasser des particules nuisibles qu'ils ont pu avaler, & faire usage d'acides qui en puissent prévenir la corruption.

Les Nourrices sont sujettes aux vertiges, aux douleurs de tête & aux passions hystériques. De plus, leur lait se caille fort souvent dans leurs mamelles. Elles ne respirent qu'avec peine, enfin elles sont sujettes à tant de différentes maladies qu'on ne les peut déterminer sans les voir, & les bien examiner. Un des symptômes le plus constant, est l'épuisement & l'amaigrissement, dans lesquels on les voit tomber. Pour les prévenir

elles doivent , autant que leurs facultés le permettent, fe bien nourrir , manger de bon appétit , &
toujours prévenir le befoin fur la
boiffon , afin de fe maintenir en
état de fournir à leurs enfans & à
elles-mêmes.

Les Braffeurs & Cabaretiers ,
particuliérement lorfqu'ils fe livrent trop à l'ufage des différentes
liqueurs dont ils font commerce ,
font fujets à la létargie , aux vertiges , aux étourdiffemens , & à perdre l'appétit. Ces maladies leur
viennent des vapeurs acides & ful-
fureufes qui s'exhalent de ces liqueurs , lorfqu'elles viennent à
fermenter , qui pénétrent leurs
pôres , & mettent le fang & les
humeurs en mouvement , d'où réfulte une trop grande plénitude des

vaisseaux, source de leurs maux de tête , &c. c'est pour quoi les acides , particuliérement les plus doux leur sont très-salutaires ; c'est pour cette raison que l'esprit de nitre est devenu si en usage contre l'yvresse ; le vinaigre , les pommes cuites sur le charbon remplissent au mieux cette indication.

Les Boulangers & Meûniers sont fréquemment attaqués d'asthmes , parce que les particules les plus légéres de la farine entrent dans les poulmons, bouchent les bronches , & suppriment les sécrétions de ce viscère , d'où leur vient cette maladie qu'ils peuvent prévenir par un soin exact à n'avaler aucun de ces petits atômes.

Les Tailleurs de pierre sont aussi fort sujets à mourir asthmatiques : cette maladie leur eſt occaſionnée par les atômes ſubtils & légers des fragments de leur ouvrage , qu'ils avalent , & qui bouchent leurs poulmons malgré la précaution qu'ils ont de tourner le dos au vent pour s'en garantir. Ces aſthmes ſont ordinairement incurables , & ils ne les peuvent prévenir que par des anti-aſthmatiques.

Les Maçons deviennent aſſez ſouvent pulmoniques à cauſe de la vertu corroſive des matériaux qu'ils employent ; pour y remédier , ils doivent ſouvent boire de l'eau , & manger des amandes. Les Faiſeurs de chaux ſont non ſeulement ſujets à l'aſthme , mais à la conſtipation & aux douleurs d'eſtomac ; dans tous ces cas , l'huile & le lait est ce qui leur convient le mieux.

Les Peigneurs de chanvre & de lin sont sujets à la toux, & à avoir mal aux yeux ; & les Ouvriers en soie à la pulmonie, parce qu'il s'échappe de toutes ces sortes de matiéres des atômes subtils qui pénétrent intérieurement, & produisent dans le corps humain des irritations & des inflammations. Pour les prévenir, il faut faire usage de lait, de végétaux assez doux pour émousser l'acrimonie de leurs sels, & en arrêter toutes les suites dangereuses.

Les Blanchisseuses, Buandieres & Lavandieres qui sont continuellement à l'eau, sont sujettes aux suppressions de leurs régles, à la toux, à la cachexie, aux fiévres

& aux rhumatismes. En tous ces
différens cas, on doit avoir recours
aux émétiques & aux purgatifs
pour les débarrasser du superflu
des humeurs dont elles sont acca-
blées, à cause du resserrement de
leurs pôres qui ne permettent aucune évacuation; il est aussi fort à
propos de tâcher de rétablir la
transpiration par l'usage de quelques apéritifs convenables.

Les Marins sont sujets à la constipation & au scorbut, l'usage continuel qu'ils font d'alimens salés
qui leur corrompent le sang & les
humeurs, contribue beaucoup à ces
indispositions qui sont entretenues
d'ailleurs par l'air salin qu'ils respirent. Pour les prévenir, ils doivent boire beaucoup d'eau un peu
éguisée de quelques légers acides.

Les Laboureurs font fujets aux
rhumes, à la colique, à l'efquinan-
cie, aux fluxions, &c, toutes maladies qui leur viennent de l'intem-
périe de l'air & des faifons qui ref-
ferre leurs pôres , & les affujetit
à toutes ces infirmités.

Ceux qui , pour fatisfaire à leurs
emplois , font obligés de refter
toujours debout, fe fatiguent beaucoup les extrémités inférieures.,
où les humeurs fe dépofent fouvent en conféquence. Ceux, au
contraire , qui font toujours affis ,
deviennent pâles, & font fujets aux
dartres & à la galle. Les Cour-
reurs , les Maquignons & ceux qui
font toujours à cheval , font fujets
aux ruptures & aux douleurs de
dos; les Luteurs font fujets aux
deffaillances , les Horlogers à de-

venir aveugles, & les Chanteurs à la rupture de quelques vaisseaux des poulmons, &c.

Nous finirons ce chapitre par les maladies ordinaires aux gens de Lettre, d'Etude & de Cabinet. L'étude à la quelle ils se livrent sans réserve, les précipite souvent dans la létargie & la cachexie, par la trop grande dissipation d'esprits que cause nécessairement une application outrée.

Il est évident par-tout ce que nous avons dit ci-dessus que toutes les causes procatartiques, nécessaires, ou non, concourent mutuellement à occasionner les maladies, & qu'il est de la derniere conséquence d'en connoître les causes immédiates, & productives pour les bien guérir. Si l'on faisoit sérieusement attention à tout ce qui les précéde, si l'on observoit bien le malade, si l'on en arrêtoit assez tôt les causes efficientes, si l'on en considéroit bien les effets ; enfin si l'on comparoit judicieusement toutes leurs circonstances, il seroit rare de se tromper dans son prognostic, qui, le plus souvent, tourneroit à l'avantage du malade.

CHAPITRE X.

Aphorismes de santé, ou Maximes courtes pour se maintenir sain & vigoureux jusqu'à une extrême Vieillesse.

1°. IL faut toujours se lever de table avec un peu d'appétit, ne point jeûner trop long-temps, & ne jamais rien faire contre les loix de la nature.

2°. Se surcharger l'estomac de manger ou de boire, c'est courir après des maladies qu'on ne tarde pas à attrapper.

3°. L'assoupissement après le repas est un signe certain de l'excès d'alimens dont nous ne devons user, que pour entretenir la nature, & non pas pour la détruire.

4°. Lorsqu'on s'apperçoit d'avoir fait quelques excès, il faut s'assurer si c'est de manger, de boire, ou de tous deux ensemble, & se retrancher par degrés, jusqu'à ce qu'on en ait entiérement prévenu les suites.

5°. Ceux qui se sont prostitués à la débauche & à toutes sortes d'excès, doivent craindre de les quitter tout d'un coup ; c'est surprendre la nature qui s'accoutume à tout, mais par degrés, & qu'on ne porte point impunément d'une extrémité à l'autre.

6°. Les alimens les plus aisés à digérer & les plus nourrissans, sont aussi ceux qui conviennent le mieux pour maintenir la transpiration dans son état naturel.

7°. Les personnes sédentaires

ou qui vivent dans l'inaction, doivent manger peu, & beaucoup
moins à proportion que ceux qui
travaillent. Le repos affaisse les
entrailles, au lieu que l'exercice
& le travail excitent leur action.

8°. La diversité des mets ne
flatte que les personnes sensuelles.
De tous les alimens, il n'y en a
point de plus salutaires, que ceux
qui s'accordent à notre tempérament, quoiqu'ils ne soient pas toujours les plus agréables au goût.

9°. Pour entretenir sa santé, vivre long-temps & conserver ses
forces, il faut connoître la juste
quantité d'alimens dont on a besoin, & être très-scrupuleux à ne
la pas excéder.

10°. Une personne vraiement
sobre, est après le repas aussi en
état

état de remplir ses exercices , & le fait avec la même agilité qu'auparavant.

11°. La diversité des mets nous expose à trois dangers , l'excès , l'indigestion & le défaut de transpiration.

12°. C'est une erreur des plus absurdes de croire , que plus on mange , plus on a de force ; au contraire , c'est un défaut qui déprave & diminue les sucs nourriciers , & conséquemment les forces.

13°. Il est dangereux de manger immédiatement après quelque exercice violent , parce qu'on ne transpire pas aisément , lorsqu'on est fatigué.

14°. Les vieillards & les personnes d'un âge mûr supportent le

R r

jeûne beaucoup plus long-temps,
& avec moins de danger que les
jeunes gens & les enfans.

15°. Rien ne convient mieux
aux enfans & aux jeunes gens que
la soupe, les potages, le bouillon
& les œufs frais, parce qu'ils sont
aisés à digérer.

16°. Les vieillards se trouvent
mieux de faire trois ou quatre repas par jour, que de n'en faire
qu'un, qui étant nécessairement
plus fort, empêche la transpiration.

17°. Le dévoyement est une
preuve d'intempérance. L'excès
empêche la transpiration, & occasionne des tranchées & des coliques.

18°. Tant que les jeunes gens
croissent, ils sont naturellement

très-chauds, & ont besoin d'une quantité d'alimens, proportionnée aux pertes qu'ils font & à leur ac-croissement.

19°. Si l'on pouvoit prévenir les indigestions, on ne seroit jamais malade.

20°. Nourrir un corps mal sain, c'est le charger de poison.

21°. Les personnes robustes & accoutumées à des travaux péni-bles, ont naturellement besoin d'une plus grande quantité d'ali-mens que les femmes, les per-sonnes foibles & celles qui vivent dans l'inaction, ou qui font avan-cées en âge.

22°. Les gens d'Etude ne doi-vent pas tant manger, que ceux qui s'exercent à des travaux péni-bles, parce qu'ils ne digérent pas si bien.

23°. Quand on connoît la juste quantité d'alimens dont on a besoin, il ne la faut excéder ni diminuer.

24°. Pour se bien porter, on ne doit pas seulement éviter l'excès de boire & de manger, il faut être aussi très-réservé sur l'usage des autres choses non naturelles ; il n'est pas moins important d'éviter l'excès du froid & du chaud, de ne se livrer qu'à un exercice modéré, de ne pas veiller trop tard, de se garantir d'un air mal sain, d'un vent trop froid, & sur-tout de bien régler ses passions.

25°. Les personnes foibles, malades, âgées & infirmes, ont besoin d'une quantité d'alimens, proportionnée à leurs forces & à leur tempérament.

26°. Il faut régler sa diete sur son tempérament. Les personnes phlegmatiques ne doivent pas tant manger, que celles d'un tempérament bilieux.

27°. Il faut régler la quantité, la qualité & l'assaisonnement des alimens sur l'état & les forces de l'estomac qui les doit digérer.

28°. Si l'on ne mange qu'autant que la nature le demande, l'estomac digérera librement & parfaitement; & disposera si bien du dépôt qu'on lui a confié, qu'il pourra fournir à tous les besoins de la nature.

29°. On peut impunément manger davantage de certains mets que d'autres, parce qu'ils sont plus aisés à digérer.

30°. Le chagrin & la mélan-

colie troublent la digeſtion. Pour
bien digérer, il faut avoir l'eſprit
libre & tranquille.

31°. Le miel eſt très-ſalutaire
aux perſonnes d'un tempérament
froid, parce qu'il eſt très-nourriſ-
ſant, & qu'il provoque la tranſpiration: il eſt au contraire très-per-
nicieux aux perſonnes d'un tempérament chaud, parce qu'il ſe
change promptement en bile.

32°. S'abbandonner à une molle oiſiveté, & recommencer à
manger avant que la digeſtion ſoit
entiérement faite, ſont deux choſes également contraires à la ſanté.

33°. Rien n'eſt plus contraire
à la tranſpiration, que de boire
pendant la digeſtion.

34°. Lorſque les larmes viennent aux yeux à force de boire,

c'est une preuve du défaut de la
transpiration.

35 °. De toutes les boissons, le
vin & l'eau sont celles qui conviennent le mieux aux gens de
Lettre & d'une foible complexion,
parce qu'ils aident la digestion &
procurent la transpiration.

36°. L'usage trop fréquent des
liqueurs spiritueuses & cordiales ,
est pernicieux à ceux qui ont le
genre nerveux foible.

37°. Un brouillard trop épais
empêche la transpiration : les personnes sujettes à la toux, aux catharres, à la péripneumonie , se
doivent tenir chaudement chez elles , & ne s'y pas exposer.

38°. Le froid bouche les pôres,
& arrête la transpiration qu'on
ne peut mieux rétablir, que par

l'ufage des diaphorétiques.

39°. Pour vivre long-temps, fe maintenir en fanté, conferver la force de fon génie, & pouvoir admirer les merveilles de la Providence, il faut avoir grand foin de fubordonner fes appétits.

40°. L'affaifonnement & la diverfité des mets font périr une infinité de gens, ils nous font paffer les bornes que prefcrit la nature; & comme il y en a de plus difficiles à digérer les uns que les autres, ils occafionnent des indigeftions, & boulverfent l'œconomie animale.

41°. On ne peut affez abhorrer les fêtes publiques & les grands feftins, où il eft affez difficile de ne fe pas laiffer aller à la gourmandife.

42°.

42°. Les mets les plus exquis ne donnent que des rapports nauséabonds, lorsqu'ils sont mal digérés. Le Laboureur qui a à peine son nécessaire d'alimens grossiers, jouit d'une parfaite santé.

43°. L'on doit préférer en hyver des alimens secs & chauds, & en été ceux qui sont humides & rafraîchissans : il faut aussi manger davantage, & boire moins en hyver qu'en été.

44°. Lorsqu'on a trop mangé dans un repas, il faut se retrancher au suivant pour se mettre dans son premier état.

45°. Il faut se promener le matin pour exciter l'appétit, & monter à cheval l'après dîner pour entretenir ses forces ; aller à la chasse pour se désennuier & se récréer, &

S f

prendre les bains pour se rendre plus agile.

46°. La plûpart des maladies viennent d'une trop grande plénitude, le meilleur moyen de les prévenir est de vivre sobrement.

47°. La tempérance prévient quantité d'accidens, & nous rend beaucoup moins sensibles au froid, au chaud & à la fatigue. D'ailleurs c'est un des plus puissans remédes contre toutes sortes de blessures & de contusions.

48°. Quoique Gallien fût d'une très-foible complexion, son grand régime la fait vivre cent ans.

49°. Une diette bien réglée nous dispose à attendre la mort avec assurance, elle entretient la vigueur des sens, & affoiblit le feu des passions.

500. Enfin la sobriété conserve la mémoire, illumine l'entende-ment, amortit le feu des passions, & conduit l'homme à la contem-plation de sa derniere fin.

FIN.

Hæc benè qui servet,
Hic longo tempore vivet.

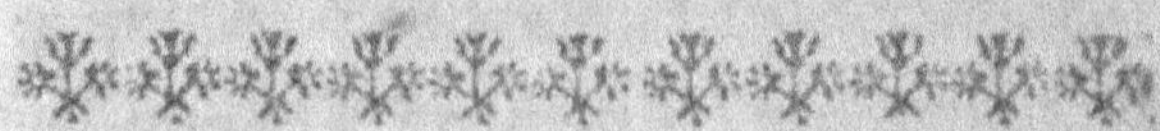

EXPLICATION

De quelques termes d'Art ré-
pandus dans le cours de ce Traité.

A

Abscès. Tumeur contre nature qui renferme du pus , ou quelque matiere propre à se convertir en pus.

Absorbans. Médicamens pôreux & terreux, qui reçoivent dans leurs pôres les acides & les alcalis, qui en amortissent l'activité , & les adoucissent.

Accès. Retour périodique des plus violens symptômes d'une maladie , suivi d'une rémission, comme dans les siévres intermittentes , &c.

Acide. Tout ce qui est aigre & piquant, *voyez* Sel.

Acre. Substance piquante & mordicante , *voy.* Sel.

Alkali. Matiere terreuse qui abſorbe les acides, & fermente avec eux, *voy.* Sel.

Antidote. Reméde interne propre à réſiſter aux poiſons & aux venins.

Analyſe. Réſolution des mixtes dans leurs principes, pour les examiner chacun en particulier.

Anaſarque. Enflure œdémateuſe de toute l'habitude du corps.

Ankyloſe. Maladie dans les articulations ou jointures, qui les prive de leur mouvement.

Anodin. Reméde qui adoucit, & calme les douleurs.

Apoplexie. Privation ſubite du mouvement & du ſentiment de tout le corps avec léſion des principales fonctions de l'ame.

Aromat. Médicament chaud d'une odeur & d'une ſaveur agréable & pénétrante.

Artère. Vaiſſeau qui reçoit le ſang du cœur, pour le diſtribuer dans toutes les parties du corps.

Asthme. Difficulté de respirer avec ronflement & sifflement, sans fiévre.

B

BAs-*ventre.* Troisiéme cavité du corps humain qui s'étend depuis le diaphragme au-dessous, jusqu'au bassin, & qui renferme l'estomac, le foie, les intestins, les reins, la vessie, &c.

Bile. Humeur amere, huileuse, savonneuse, lixivielle & détersive d'un jaune verd foncé, séparée du sang dans le foie pour perfectionner la digestion. C'est ce qu'on appelle *fiel* dans les animaux.

Bubon. Tumeur phlegmoneuse ronde ou ovale, dure, accompagnée d'inflammation, de chaleur, de rougeur, de pulsation & de douleur, &c.

C

CAchexie. Mauvaise disposition du corps, causée par la dépravation des humeurs.

Cal ou *calus.* Substance osseuse qui réunit les os fracturés.

Cancer. Humeur dure, ronde, inégale, livide ou plombée, &c. qui vient ordinairement aux mamelles, aux aisselles, aux parotides, aux lévres, &c. & plus souvent aux femmes qu'aux hommes; celui qui attaque le visage, s'appelle *noli me tangere.*

Cataplasme. Topique ou reméde externe de consistence molle en forme de bouillie, composé de différentes parties de plantes, d'animaux & de minéraux, &c.

Catarrhe. Dépôt ou écoulement d'humeurs séreuses sur quelque partie du corps qui en blesse les fonctions.

Cephaliques. Remédes propres pour les maladies de la tête.

Chose, on considére en-Médecine trois sortes de choses.

1°. Les choses naturelles ou selon la nature, qui, par leur union & leur usage, constituent la nature de l'homme. On en compte ordinairement six, les élémens, les tempéramens, les humeurs, les esprits, les parties & les fonctions.

2°. Les chofes non natutelles qui n'entrent point dans la compofition du corps humain , mais qui entretiennent la vie & la fanté par leur bon ufage & leurs conditions réquifes. Il y en a éga-lement fix , l'air, les alimens , le mou-vement & le repos,le fommeil& la veille, les matiéres retenues & évacuées , les paffions de l'ame.

3°. Les chofes contre nature , c'eft-à-dire, qui font contraires à la nature de l'homme , & qui tendent à la détruire. Il y en a trois , la maladie , la caufe de la maladie , les fymptômes.

Circulation. Mouvement progreffif du fang qui eft pouffé du cœur dans toutes les parties du corps par le moyen des artères , & qui retourne de ces mê-mes parties au cœur par les veines.

Coction. Digeftion des alimens & des humeurs dans le corps humain.

Colliquation. Décompofition des par-ties fibreufes & glutineufes du fang.

Convulfion. Contraction violente &

involontaire de tout le corps, ou de quelques-unes de ses parties.

Cordial. Reméde qui fortifie le cœur, & rétablit les forces.

D

*D*Écoction. Ce terme se prend ou pour la cuisson d'une ou de plusieurs drogues qu'on fait bouillir dans de l'eau, du vin, du lait ou dans quelque autre liqueur, soit pour en extraire la vertu, ou pour les ramollir ; ou pour la liqueur imprégnée de la vertu des médicamens qu'on y a fait bouillir.

Délayans. Remédes qui divisent les humeurs, & les rendent plus fluides.

Délire. Aliénation d'espri tavec fiévre ou sans fiévre.

Dépôt. Amas d'humeurs sur quelque partie, où elles forment des tumeurs & des abscès.

Détersifs. Remédes externes dont on se sert pour nétoyer les plaies & les ulcères.

Diaphragme. Muscle ou cloison musculeuse située tranverfalement entre la poitrine & le bas-ventre.

Diarrhée. Evacuation copieufe & fréquente d'excremens liquides par les felles.

Diffolution. Réduction d'un corps dur, compacte ou épais, en forme liquide.

Diftillation. Extraction des parties aqueufes, fpiritueufes, huileufes ou falines des mixtes, féparées des plus groffiéres en maniere de vapeurs, par le moyen d'une chaleur convenable & condenfées par le froid.

Diurétiques. Remédes qui provoquent le cours des urines.

E

EMbrocation. Fomentation qu'on fait en preffant entre les mains fur quelque partie malade une éponge, de la laine, des étoupes ou du linge trempé dans des huiles fimples ou compofées, des décoctions, du lait, de l'oxicrat ou autre

liqueur, & appliquant ensuite le reméde avec la laine ou des compresses qui en
sont imbues.

Emétique. Reméde qui excite le vomissement, ou qui étant pris intérieurement, fait sortir avec effort par la bouche, les matieres contennes dans l'estomac & dans les premieres voies.

Emollient. Reméde propre à ramollir
les duretés, les tumeurs, les enflures,
& relâcher les fibres trop tendues.

Emonctoire. Partie organique destinée à séparer, & à évacuer les humeurs
inutiles de la masse du sang.

Emulsion. Reméde liquide préparé
avec la moëlle des semences laiteuses &
oléagineuses qu'on pile dans un mortier,
sur lesquelles on verse peu-à-peu de
l'eau ou une liqueur appropriée, & qu'on
passe ensuite pour en tirer une liqueur
blanche de consistence de lait, qu'on
édulcore, si l'on veut, avec du sucre ou
quelque sirop convenable.

Epidémique. On appelle maladies épidémiques des maladies populaires qui attaquent indifféremment toutes sortes de personnes pendant quelque temps, & qui dépendent d'une cause commune & générale, mais accidentelle.

Epilepsie ou *mal-caduc*. Convulsion irréguliere de tout le corps ou de quelques-unes de ses parties, particuliérement de la machoire inférieure ; qui saisit subitement & fait tomber le malade, avec lésion des sens internes & externes, écume à la bouche, ronflement, oppression, écoulement involontaire d'urines, d'excrémens & même de semence, & qui revient par accès de temps en temps.

Esprit. Substance très subtile, extrémement fluide, pure, legere, élastique, active, imperceptible, séparée de la masse du sang dans la partie cendrée du cerveau, du cervelet & de la moëlle de l'épine, poussée dans les fibres de la substance médullaire, & distribuée par

le moyen des nerfs à toutes les parties
du corps pour l'exercice de ses fonctions.

Estomac. Organe de la digestion ;
c'est une espéce de poche membraneuse
dans laquelle descendent les alimens
après la déglutition , pour y recevoir les
premieres préparations de leur coction.
Il est situé au - dessous du diaphragme
dans la region épigastrique entre le foie
& la ratte , où il occupe la plus grande
partie de l'hypochondre gauche.

Etique. Qui est attaqué d'une maladie qui consume & desséche toute l'habitude du corps.

Etuve. Lieu pavé & voûté que l'on
échauffe par le feu pour faire suer.

Evacuation. Décharge d'humeurs ou
d'excrémens qui se fait de tout le corps
ou de quelques-unes de ses parties.

Excrétion. Ce mot se prend, ou pour
les excrémens évacués , ou pour l'action
par laquelle la nature chasse au dehors
les matieres & les humeurs excrémen-
tielles & nuisibles.

Expectoration. Evacuation par les crachats d'humeurs groſſieres & viſqueuſes, contenues dans les bronches & les véſicules du poulmon.

F

FErmentation. Mouvement inteſtin des principes ou parties inſenſibles d'un mixte, ſuivi d'une altération eſſentielle, ou d'un changement conſidérable.

Fibre. Les fibres ſont de petits filets qui paroiſſent les parties les plus ſimples de toutes les parties du corps, qui par leur arrangement particulier & leur différente connexion, forment toutes les parties ſolides du corps humain.

Fiévre. Mouvement déréglé de la maſſe du ſang avec fréquence permanente du pouls & l'éſion des fonctions, accompagnée le plus ſouvent d'une chaleur exceſſive.

Fluxion. Ecoulement ou dépôt d'humeurs ſur quelques parties du corps.

Fonction. Opération ou action qui s'exécute dans l'homme par le moyen de ses organes, en conséquence de leur structrure & de leur disposition particuliere. Il y en a de trois sortes, les naturelles qui s'occupent à la nutrition, à l'accroissement & à la propagation : il y en a sept, la digestion ou le changement des alimens en chyle, la sanguification ou hématose qui est le changement du chyle en sang, la sécrétion, la nutrition, l'acroissement, la génération & l'accouchement.

Les vitales qui peuvent se rapporter aux précédentes, elles entretiennent la vie, & font la respiration, & la circulation du sang.

Les animales qui s'exercent par le concours de l'ame, &c.

Foie. Viscère glanduleux, situé en plus grande partie dans l'hypocondre droit dont l'usage est de séparer & de filtrer la bile du sang.

Fraction. L'action de frotter le corps

ou quelques-unes de ses parties. On en
compte de deux sortes , de séches &
d'humides , les séches se font avec les
mains ou avec des linges chauds ; les humides se font avec des huiles , des linimens, des onguents, pour la guérison ou
le soulagement de quelque maladie.

Frisson , tremblement du corps causé
par le froid qui survient au commencement d'un accès de fiévre , & qui est
ordinairement suivi d'une grande chaleur.

G

Anglion. Tumeur dure, ronde ou
oblongue , quelquefois inégale ,
sans douleur & sans changement de couleur à la peau, mobile sur les côtés ,
fixe dans un autre sens , grosse ordinairement comme une olive.

Gangrène. Commencement de mortification & de corruption dans les parties
molles du corps , accompagnée d'insen-
sibilité , d'une couleur livide & d'une
odeur cadavereuse qui en exhale.

Gargarisme,

Gorgarisme. Reméde liquide dont on se lave la bouche & la gorge, sans en rien avaler.

Gelée. Suc de fruit, de viande, de poisson, ou de quelques parties d'animaux, épaissi par la coction, édulcoré avec le sucre, clarifié & condensé dans un lieu frais, en une espéce de colle ou de mucilage clair & transparent.

Glaire. Humeur visqueuse & gluante.

Glande. Viscère particulier dont l'usage est de séparer du sang quelque liqueur, ou de perfectionner la lymphe.

Goutte. Maladie dans les jointures le plus souvent sans fiévre, ordinairement accompagnée de rougeur & de tumeur, quelquefois sans l'un & l'autre.

Graisse. Substance onctueuse, aisée à fondre, répandue en diverses parties du corps.

Gravelle. Gravier, sable ou petites pierres qui se forment dans les reins & dans la vessie, dont la présence cause une douleur appelée colique néphrétique.

H

HEmorrhagie. Perte de sang de quelque partie du corps que ce soit, causé par l'ouverture, la rupture, ou l'érosion des vaisseaux sanguins.

Hémorrhoïdes. C'est proprement un écoulement de sang par les vaisseaux de l'anus ou du rectum. On se sert aussi de ce nom pour exprimer sa tumeur & le gonflement des vaisseaux hémorrhoïdaux.

Humectant. Reméde aqueux, propre à humecter & à ramollir.

Humeur. Substance liquide produite dans le corps humain par la digestion des alimens.

Hydrocephale. Hydropisie de la tête.

Hydropisie. Epanchement d'eau dans quelque partie du corps.

Hydromel. Boisson faite avec l'eau simple & le miel qu'on y fait écumer.

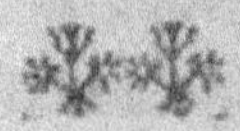

J

JAunisse. Epanchement de bile sur toute l'habitude du corps, qui change la couleur naturelle de la peau en jaune.

Incisif. Reméde propre à diviser, & atténuer les humeurs grossieres.

Indication. Connoissance de l'état d'une personne qui nous fait choisir les moyens qu'on doit employer pour conserver sa vie & sa santé, ou pour guérir les maladies dont elle attaquée, ou du moins pour en adoucir les symptômes.

Inflammation. Ce terme pris en général, signifie une chaleur, une ardeur, une âcreté & une rougeur qui survient aux parties du corps, tant internes qu'externes, même sans tumeur. En particulier c'est une tumeur causée par la présence & le séjour du sang, accompagnée de chaleur, de rougeur, de tension, de douleur & souvent de fiévre.

Infusion. Ce terme se prend, ou

pour une opération par laquelle on met à tremper un médicament dans quelque liqueur chaude pour en tirer la vertu sans le faire bouillir, ou pour la liqueur même imprégnée de la vertu des médicamens qu'on y a fait infuser.

Insomnie. Privation du sommeil veille immodérée.

Intestin. On donne ce nom aux différentes partie du canal qui, de l'estomac, se continue jusqu'à l'anus. Ces portions sont distinguées en deux classes différentes, les gros & les grêles, & ont chacun un nom particulier. Les grêles sont les plus près de l'estomac, & sont le duodenum; le jejunum & l'ileum; après ceux-ci suivent les gros qui sont le cecum, le colon & le rectum.

Julep. Potion altérante inventée par les Arabes, composée d'eaux distillées, de sucs clarifiés, ou de décoctions legeres, édulcorées avec du sirop ou du sucre.

K

KIste. Espéce de veſſie qui forme une tumeur remplie de matiéres liquides ou épaiſſies, adipeuſes, charnues ou d'une autre nature.

L

LEthargie. Sommeil ou aſſoupiſſement profond & contre nature, accompagné d'une diminution confidérable du ſentiment & du mouvement volontaire, de délire, d'oubli & d'une petite fiévre continue.

Lienterie. Flux de ventre dans lequel on rend les alimens crus ou à demi digérés, peu de temps après qu'on les a pris.

Lotion. Médicament liquide dont on ſe ſert extérieurement pour laver les playes, les ulcères, ou quelques parties affligées du corps.

Luxation. Déplacement des os de l'endroit où ils ſont articulés.

Lymphe. Humeur aqueuse qui fait partie du sang.

M

MAcération. Opération par laquelle on met tremper à froid quelque médicament dans une liqueur convenable, pour l'attendrir, le ramollir & en extraire les vertus.

Masticatoire. Reméde qu'on mâche pour exciter la salivation.

Médiastin. Repli de la plévre qui sépare la poitrine en deux cavités.

Membrane. Tissu des fibres arrangées ou entrelassées sur un même plan, plus ou moins épais selon la finesse des fibres & la pluralité des plans.

Misantrope. Qui a du dégoût pour les hommes ; qui hait la joie & la société.

N

NAusée. Envie de vomir.

Nerfs. Cordons blancs qui sortent du cerveau, du cervelet & de la moëlle de l'épine, & qui se répandent dans toutes les parties du corps, pour y communiquer le sentiment.

Nidoreux, qui a une odeur & un goût de pourri, de brulé & d'œufs couvis.

Nutrition. Fonction naturelle par laquelle le suc nourricier que les alimens fournissent, est assimilé & converti en notre propre substance, pour réparer les pertes continuelles qui se font par les sécrétions.

O

Obstruction. Engorgement & embarras d'humeurs qui se fait dans la cavité des vaisseaux, & qui forme un obstacle à la circulation des liquides.

Oeconomie animale. Ordre & bonne disposition de toutes les parties du corps humain, dont chacune fait réguliérement ses fonctions.

Organe. Partie du corps destinée à quelqu'usage particulier.

Oximel. Préparation faite avec le miel & le vinaigre,

P

PAralysie. Relâchement des nerfs qui prive les parties du corps du mouvement & du sentiment.

Paroxisme. Accès , redoublement ; temps le plus violent de la maladie.

Passion. Affection contre nature.

Pectoral. Reméde propre à fortifier sa poitrine , & à en soulager les incommodités.

Périodique , qui revient par intervalles reglés.

Peripneumonie. Inflammation du poumon.

Phrénésie. Délire continuel & furieux avec fiévre & inflammation au cerveau.

Phtisie. Maigreur , consomption du corps.

Pituite. Humeur Lymphatique visqueuse du corps de l'homme & des animaux.

Pléthore. Plénitude, abondance d'humeur.

Pleurésie ,

Pleuréfie. Douleur de côté piquante, très-violente, caufée par l'inflammation de la plévre.

Plévre. Membrane d'un tiffu fort ferré, qui tapiffe tout l'intérieur de la poitrine, & fournit une enveloppe particuliere à toutes les parties contenues dans cette capacité.

Pôre. Trou imperceptible de la peau par où fort la fueur & la matiere de la tranfpiration.

Poulmon. Organe de la refpiration fitué dans la poitrine.

Purgatif. Reméde propre à évacuer les humeurs par les différentes voies des fécrétions, particulierement par les felles.

R

RAchitis. Maladie des os où les articulations font gonflées, l'épine & la plûpart des os longs font courbés.

Rafraichiffant. Reméde propre à calmer l'agitation des humeurs & l'éréthifme des fibres.

V v

Reins. Glandes conglomerées qui fil-
trent l'urine, situées une de chaque côté dans les régions lombaires.

Résolutif. Reméde propre à atténuer,
& dissiper les humeurs arretées dans
quelque partie.

Respiration. Mouvement de la poitrine, par lequel l'air entre dans les
poumons, & en sort alternativement,
c'est ce qu'on appelle inspiration & expiration.

S

SCiatique. Espece de goutte très-
douloureuse qui a son siége principalement dans l'articulation du femur
avec l'os ischion.

Scorbut. Maladie familiere sur mer &
dans les pays Septentrionnaux.

Sel. Sustance dure, friable, soluble
dans l'eau, fusible au feu, composée de
parties roides & pointues qui pénétrent
facilement l'organe du goût : on en dis-
tingue de deux sortes, l'acide & l'alkali;

l'un & l'autre est fixe ou volatil ; tous les autres sont composé de l'acide, & de l'alkali qui résulte lui-même du premier ; on les appelle sels neutres.

Sens. Organe qui reçoit les impressions des objets extérieurs, & qui les transmet à l'ame, il y en a d'internes & d'externes : les premiers sont le sens commun, l'imagination & la mémoire : les autres sont, la vûe, l'ouïe, le goût, l'odorat & le toucher.

Sensation. Perception de l'ame émue par les impressions que font les objets sur les organes des sens.

Sérosité. Portion la plus aqueuse, la plus claire & la plus transparente de la masse du sang & du lait, dont elle fait la plus grande partie.

Signe. Caractere sensible qui découvre l'état de la santé, la nature, les causes & la durée d'une maladie.

Skirrhe. Tumeur dure, indolente qui se forme & croît lentement sans inflammation, sans changement de couleur,

V v ij

dans les parties molles du corps, tant internes qu'externes.

Spasme. Convulsion, retirement des nerfs.

Squinancie. Inflammation de la gorge qui rend la respiration & la déglutition très difficile.

Suppuration. Changement qui se fait du sang & des autres humeurs en pus.

Symptôme. Accident qui accompagne une maladie.

T

Teinture. Extrait liquide des mixtes, chargé de leur couleur & de leur vertu.

Tendon. Extrémités des fibres motrices qui composent les muscles.

Transpiration. Evacuation d'humeurs séreuses, lymphatiques salines & sulphureuses qui se fait par toute l'habitude du corps.

Tumeur. Elévation contre nature qui survient à quelques parties du corps.

V

VEines. Vaiſſeaux qui rapportent au cœur le ſang de toutes les parties du corps, où il a été diſtribué par les artères.

Vertige. Maladie du cerveau dans laquelle il ſemble que tous les objets tournent, & qu'on tourne ſoi-même.

Veſicatoire. Reméde topique qui ulcère la peau, & fait élever des veſſies pleines de séroſité.

Virus. Venin, qualité maligne, pernicieuſe, vénimeuſe, ennemie de la nature.

Ulcère. Solution de continuité dans quelque partie que ce ſoit du corps humain avec éroſion de ſubſtance & écoulement de pus.

Uretère. Conduit membraneux qui reçoit l'urine à meſure qu'elle eſt ſéparée dans le rein, pour s'en décharger enſuite dans la veſſie.

Fin des Explications des termes d'art.

PRIVILEGE DU ROI.

Civils, & autres nos Justiciers qu'il appartiendra : Salut. Notre amé PIERRE PRAULT, pere, Imprimeur & Libraire à Paris, Nous a fait exposer qu'il désireroit imprimer & donner au Public un ouvrage qui a pour titre, *Méthode aisée pour conserver sa santé jusqu'à une extrême Vieillesse*. S'il Nous plaisoit lui accorder nos Lettres de Privilége pour ce nécessaire : A ces causes, voulant favorablement traiter l'Exposant, Nous lui avons permis & permettons par ces Présentes d'imprimer ledit ouvrage en un ou plusieurs volumes, & autant de fois que bon lui semblera & de le vendre, faire vendre & débiter par tout notre Royaume pendant le tems de *six années* consécutives, à compter du jour de la datte des Présentes. Faisons défenses à tous Imprimeurs & Libraires & autres personnes de quelque qualité & condition qu'elles soient d'en introduire d'impression étrangere dans aucun lieu de notre obéissance, comme aussi d'imprimer, ou faire imprimer, vendre, faire vendre, débiter ni contrefaire ledit ouvrage, ni d'en faire aucun extrait sous quelque prétexte que ce soit, d'augmentation, correction, changement ou autre, sans la permission expresse & par écrit dudit Exposant ou de ceux qui auront droit de lui, à peine de confiscation des Exemplaires contrefaits, de trois mille livres d'amendes contre chacun des contrevenans, dont un tiers à Nous, un tiers à l'Hôtel Dieu de Paris, & l'autre tiers audit Exposant ou à celui qui aura droit de lui, & de tous dépens, dommages & interêts : A la charge que ces Présentes seront enregistrées tout au long sur le Registre de la Communauté des Imprimeurs & Libraires de Paris, dans trois

V v iv

mois de la datte d'icelles : que l'impression dudit ouvrage sera faite dans notre Royaume & non ailleurs, en bon papier & beaux caracteres, conformément à la feuille imprimée attachée pour modele sous le contre Scel des Présentes, que l'Impétrant se conformera en tout aux Réglemens de la Librairie, & notamment à celui du 10. Avril 1725. qu'avant de les exposer en vente le Manuscrit qui aura servi de copie à l'impression dudit ouvrage, sera remis dans le même état, où l'Approbation y aura été donnée ès mains de notre très-cher & féal Chevalier Chancelier de France, ledit Sieur Delamoignon, & qu'il en sera ensuite remis deux Exemplaires dans notre Bibliothéque publique, un dans celle de notre Château du Louvre, un dans celle de notre dit très-cher & féal Chevalier Chancelier de France, ledit Sieur Delamoignon, & un dans celle de notre très-cher & féal Chevalier Garde des Sceaux de France, ledit Sieur Demachault, Commandeur de nos Ordres, le tout à peine de nullité des Présentes ; du contenu desquelles vous mandons & enjoignons de faire jouir ledit Exposant & ses ayans causes pleinement & paisiblement, sans souffrir qu'il leur soit fait aucun trouble ou empêchement. Voulons que la Copie des Présentes qui sera imprimée tout au long au commencement ou à la fin dudit Ouvrage, soit tenue pour duement signifiée, & qu'aux Copies collationnées par un de nos amez & féaux Conseillers & Sécrétaires, foi soit ajoutée comme à l'Original. Commandons au premier notre Huissier ou Sergent sur ce requis de faire pour l'exécution d'icelles tous Actes requis & nécessaires, sans demander autre permission, no-

nobstant Clameur de Haro, Charte Norman-
de & Lettres à ce contraires : car tel est notre
plaisir. Donné à Versailles le 20. jour du
mois de Mars l'an de grace 1752. & de notre
Regne le trente septiéme, Par le Roi en son
Conseil, SAINSON.

*Regiſtré ſur le Regiſtre XII. de la Cham-
bre Royale des Libraires & Imprimeurs de
Paris N°. 760. fol. 606. conformément aux
anciens Reglemens confirmés par celui du
28. Février 1723, A Paris le 14 Avril 1752.*
COIGNARD, Syndic.

FAUTES A CORRIGER.

Page.	Ligne.	Faute.	Lisez.
5	1	d'une ,	une.
16	11	métail,	métal.
18	4	fuſſe ,	fût-ce.
27	1	qu'elle ,	quelle
49	19	humeurs ,	tumeurs.
61	13	elles ,	ils.
86	20	reſſentes ,	récentes.
89	20	es ,	ces.
116	2 & 3	*après* poiſſon ,	ralentit le cours des eſprits animaux, & provoque le ſommeil.
126	20	habit s ,	habitans.
138	1	ans nés ,	années.
143	21	u'il ,	qu'il.
152	20	pus ,	plus.
160	2	*manni* ,	*manui.*
161	13	Braſilens ,	Braſiliens.
173	11	ſalés ,	ſalées.
244	11	ſecouſſe , d'un ,	*ſans virgule , & de même en quelques autres endroits où il s'en trouve ſans néceſſité.*
321	6	pulmoni ,	pulmonie.
324	16	guérir ,	guéri.
331	11	ydropiſie ,	hydropiſie.
368	13	circulationd es ,	circulation des.
379	21	puiſſer ,	puiſſe.
393	14	Waine-Wrignt ,	Waine-Wright.
427	2	zéphires ,	zéphyrs.
461	4	ſe doivent ,	doivent ſe.
Idem.	21	les ,	le.
479	16 & 17	ſe doivent ,	doivent ſe.
489	16	d'eſpri tavec ,	d'eſprit avec.
399	12	elle attaquée ,	elle eſt attaquée.
504	8	fortifier ſa ,	fortifier la.

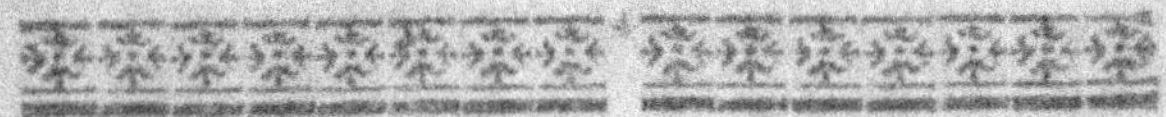

CATALOGUE
DES LIVRES

Qui se vendent à Paris chez Prault *le Jeune, Libraire, Quai des Augustins, près la rue Git-le-Cœur, à la Lyre d'Or.*

LA Religion Chrétienne méditée dans le véritable esprit de ses maximes, ou Méditations pour tous les jours de l'année sur les Epîtres & Evangiles, *in-12.* 6 vol.   15. l.

Principes de Religion, ou Préservatif contre l'incrédulité, *in-12.*   2. l.

Panégyrique des Saints, par l'Abbé Séguy, *in-12.* 2 vol.   5. l.

Sermons pendant le Carême, par l'Abbé Séguy, *in-12.* 2 vol.   5. l.

Avis salutaires d'un Philosophe Chretien, *in-12.*   1. l. 10. s.

Panégyriques, Sermons & Prônes, par M. l'Abbé Ballet, Curé de Gif, *in-12.* 3 vol.   7. l. 10. s.

Traité de la vérité de la Religion Chrétienne, avec la Divinité de Jesus-Christ & la connoissance de soi-mê-

Histoire de Louis XIV. de Reboullet ,
  in-4. 3 vol.   30. l.
—————— La même *in*-12. 9 vol.   22. l.
Géographie dédiée à Mlle. Croizat , *in*-
  12. *Cartes* , nouv. Edit.   3. l.
Mémoires de Montgon , *in*-12. 6 vol.
                                    18. l.
Discours sur l'Histoire universelle de
  M. Bossuet , *in*-12. 2. vol.   5. l.
Histoire du Prince Eugène , *in*-12. 5
  vol.   12. l. 10. l.
Les Délices d'Italie , *in*-12. 4 vol. *Fig.*
                                    10. l.
Histoire générale de tous les Peuples du
  monde , par M. l'Abbé Lambert ,
  in-12. 15 vol.   59. l.
—————— des Arabes, *in*-12. 4 vol. 10. l.
—————— des Empereurs Romains , par M.
  Crevier , *in*-12. 4 vol.   10. l.
—————— de Louis XI. par M. Duclos , *in*-
  12. 3 vol.   9. l.
Vie de l'Empereur Julien l'Apostat ,
  in-12. *Fig.*   3. l.
Description du Cap de Bonne-Espéran-
  ce, *in*-12. 3 vol.   7. l. 10. f.
Histoire de Guillaume le Conquerant ,
  in-12. 2 vol.   5. l.
—————— de Marguerite de Valois , Reine
  de Navarre , *in*-12. 2 vol.   5. l.

———— de Dancourt , *in*-12. 8 vol.
20. l.
———— Anglois , *in*-12. 8 vol.   28. l.
———— de la Chauſſée , 3 vol. 10. l. 10. ſ.
———— de Piron , *in*-8.   7. l.
———— de Baron , 2 vol.   5. l.
———— de Le Grand , 4 vol.   10. l.
———— de La Grange , 3 vol. 7. l. 10. ſ.
———— de La Foſſe , 2 vol.   4. l.
———— de Pradon , 2 vol.   4. l.
———— de Sainte-Foix , 2 vol.   5. l.
———— de Monfleury , 3. vol. 7. l. 10. ſ.
———— de Poiſſon , Pere ,   4. l.
———— de Poiſſon , Fils ,   5. l.
———— de Autroche , 3 vol.   7. l. 10. ſ.
———— de Autreau , 4 vol.   10. l.
———— de Bourſault , 3 vol. 7. l. 10. ſ.
———— de Champmeſlé , 2 vol.   4. l.
———— de Moliere , 8 vol. *Fig.*   16. l.
———— de Campiſtron , 3 vol.   6. l.
———— de Regnard , 4 vol.   8. l.
———— de Crébillon , 3 vol.   6. l.
———— de Boindin ,   2. l.
———— de la Thuillerie ,   2. l.
———— de la Font ,   2. l.
Code des Curés , 2 vol.   6. l.
———— des Tailles , 2 vol.   6. l.
———— Rural pour tous les biens de campagne , 2 vol.   5. l.

Dictionnai des Ayd es, *in-*12.   5. l.
Ordonnances des Aydes de Normandie,
  3 vol.   7. l. 10. f.
—— des Aydes, Gabelles & Fermes,
  *in-*24.   3. l.
——des Arcenaux de Marine, *in-*12.
                                  6. l.
Code des Commenceaux *, sous presse.*
Praticien des Consuls, *in-*4.   9. l.
Mémorial des Tailles, *in-*4.   9. l.
Dénombrement du Royaume, *in-*4.
                                 12. l.
L'Esprit des Loix, *in-*4.   10. l.
———— Idem, *in* 12. 3 vol. 7. l. 10. f.
Principes du Droit Naturel, *in-*8. 3. l.
Institutions Physiques, par M^de. Ducha-
  telet, *in-*8. *Fig.*   7. l.
Expériences Physiques, de Poliniere,
  2 vol.   5. l.
Entretiens Physiques, du Pere Renaud,
  5 vol.   12. l. 10. f.
Devoir de l'Homme & du Citoyen, 2
  vol.   5. l.
Philosophie de Newton, par M. Vol-
  taire ;   3. l. 10. f.
Méthode aisée pour conserver sa santé
  jusqu'à une extrème vieillesse, trad.
  de l'Anglois par M. de Préville, *in-*
  12.   2. l. 10. f.